专科护士规范化培训系列丛书

专科护理技术操作清单

主编◎席祖洋　刘静兰　刘　敏

长江出版传媒
湖北科学技术出版社

图书在版编目（CIP）数据

专科护理技术操作清单 / 席祖洋，刘静兰，刘敏
主编 . -- 武汉 ： 湖北科学技术出版社， 2024. 10.
ISBN 978-7-5706-3642-6

Ⅰ . R47

中国国家版本馆 CIP 数据核字第 2024NY9860 号

策　　划：冯友仁　　　　　　　　　　　　　　　　责任校对：王　璐
责任编辑：陈中慧　　　　　　　　　　　　　　　　封面设计：张子容

出版发行：湖北科学技术出版社
地　　址：武汉市雄楚大街 268 号（湖北出版文化城 B 座 13—14 层）
电　　话：027-87679468　　　　　　　　　　　　　邮　　编：430070

印　　刷：武汉市华康印务有限责任公司　　　　　　邮　　编：430021

787×1092　　　1/16　　　　　　　　　15. 25 印张　　　380 千字
2024 年 10 月第 1 版　　　　　　　　　　2024 年 10 月第 1 次印刷
定　　价：68. 00 元

《专科护理技术操作清单》
编　委　会

主　编：　席祖洋　刘静兰　刘　敏

副主编：　向清华　刘彩霞　杜枝梅　郭　庆

　　　　　刘　琼　李　娜　李玉兰　吴健谊

　　　　　向　倩　全丽丽

编　者：（按姓氏拼音排序）

白桦林	曹　妍	崔克雄	冯德春	冯　华
付艳枝	何　杨	贺中云	胡海玲	黄佳莉
黄丽丹	黄　星	黎椿苗	李晶晶	李　力
李玲洁	李雪丹	李友琼	梁前晖	刘会琴
刘　俊	刘晓轶	刘　旭	刘　阳	罗　丹
罗　群	吕晓苒	马东玲	裴晶晶	彭　超
彭家芹	秦立珍	石巧云	覃江松	覃　莹
谭雅元	唐光明	田书梅	涂　建	王　妮
王晓丹	王晓霞	熊艳平	杨程程	姚　瑶
余良欢	张华芹	张　菊	张　兰	张晓乐
赵佩佩	郑　会	郑　静	郑　烨	周　容
周　艳	朱　畅	朱　华	邹　琳	

前　言

医疗活动的成功离不开护理技术的密切配合，社会对医疗服务的要求越来越高。打造"优质、高效、低耗、满意、放心"的优质护理是护理工作不断追求的目标，专业的护理技术、规范的护理行为是医疗活动的基本保障。

本书内容涵盖呼吸系统、循环系统、神经系统、消化系统、泌尿系统等，从操作目的、禁忌证、用物准备、护理评估、操作清单、注意事项等对每一项专科护理技术操作进行阐述，不仅结合了护理行业标准的科学性，也充分融入"以人为本、以患者为中心"的护理理念，使护理操作更加严谨，更加体现人文关怀。

本书的编写原则力求简洁实用、要点清晰。编者用丰富的实践经验向读者提供了最新的临床护理理念及规范的护理技术操作清单。本书可作为临床护理人员的使用工具书。特向为本书付出辛勤劳动的各位专家表示诚挚的谢意。

书中涉及的内容广泛，时间仓促，编者的学识和能力有限，若存在不足之处，诚请各位专家和同行批评指正。

编者

2024 年 4 月

目　录

第一章

呼吸系统监测与支持技术操作

第一节　呼吸支持技术操作

一、面罩吸氧技术

【操作目的】

1.纠正低氧血症和改善氧运输，适用于缺氧严重但不合并二氧化碳潴留，鼻导管吸氧无法满足需氧量者。

2.有鼻腔方面的疾病或者鼻黏膜出现损伤，无法采用鼻导管吸氧者。

3.儿童无法配合鼻导管吸氧时。

4.低氧血症且不伴有高碳酸血症风险的患者。

【禁忌证】

肺泡增大、鼻和面部出血、剧烈运动后的患者。

【物品准备】

中心吸氧装置1套、一次性输氧瓶1个、吸氧面罩1个、手电筒、输氧记录单。

【操作清单】

（一）操作前

评估：①患者意识、病情、缺氧程度及鼻、面部情况等；②解释面罩吸氧的目的及意义并取得配合；③用物有效期。

（二）操作中

1.洗手，戴口罩。

2.使用检查腕带、反问式查对的方法核对患者身份信息。

3.体位准备：患者取半卧位，必要时协助患者排痰。

4. 安装氧气流量表，打开流量表开关，检查装置有无漏气，关闭开关。

5. 检查吸氧面罩是否完好，连接氧气装置与氧气管及面罩。

6. 打开流量表开关，遵医嘱调节氧流量 6 ～ 10L/min，检查供氧是否通畅、面罩瓣膜功能是否良好、储氧袋有无漏气。

7. 将吸氧面罩固定于患者口鼻部，系带固定于患者头面部后侧，松紧适宜。

8. 观察患者缺氧症状有无改善，监测血气分析指标，检查氧气装置是否通畅及漏气，有无出现氧疗副作用。

9. 记录吸氧时间、流量、患者反应。

（三）操作后

1. 停止面罩吸氧时，先取下吸氧面罩，再关闭流量表开关。

2. 健康指导与评估：①观察患者缺氧改善情况及局部受压皮肤情况；②根据患者病情指导有效呼吸；③告知患者勿自行取下吸氧面罩或擅自调节吸氧流量；④告知患者如有胸闷及其他不适，立即通知医生。

【注意事项】

1. 严格遵守操作规程，注意用氧安全，周围严禁烟火。

2. 根据患者的病情选择合适的面罩：普通面罩、储氧面罩、文丘里面罩。

3. 面罩是否紧贴患者面部、有无漏气、检查面罩瓣膜功能是否良好，从而保证患者呼出的气体顺利排出，避免 CO_2 重复吸入；观察口鼻及耳郭皮肤情况。

4. 用氧过程中，应加强监测，准确评估患者生命体征，判断用氧效果，观察有无氧疗副作用的发生。

5. 使用氧气时，应先调节氧流量再使用；停用时先分离面罩，再关闭氧气开关。

6. 任何时候储氧袋必须保持充满状态，防止气囊打折，随时保持气囊自由膨胀。

二、无创机械通气技术

【操作目的】

1. 维持代谢所需的肺泡通气。

2. 纠正低氧血症和改善氧运输。

3. 减轻呼吸肌做功，促进患者康复。

4. 适用于轻、中度呼吸衰竭的患者。

5. 减少气管插管或气管切开的相关并发症，降低病死率。

【禁忌证】

1. 绝对禁忌证：心搏骤停或呼吸骤停（微弱），此时需要立即心肺复苏、气管插管等生命支持的患者。

2. 相对禁忌证：①意识障碍患者；②无法自主清除气道分泌物，有误吸的风险患者；③严重上消化道出血患者；④血流动力学不稳定患者；⑤上呼吸道梗阻患者；⑥未经引流的气胸或纵隔气肿患者；⑦面部创伤或畸形的患者；⑧患者不配合。

【物品准备】

无创呼吸机 1 台、呼吸机管路 1 套、湿化器、面罩 1 个、灭菌注射用水 1 瓶、氧气连接管 1～2 根、氧气装置 2 套、减压贴。

【操作清单】

（一）操作前

评估：①患者病情及配合程度；②解释使用无创呼吸机的目的、注意事项及配合方法；③根据患者脸型选择合适大小的面罩；④检查呼吸机性能；⑤用物有效期。

（二）操作中

1. 洗手，戴口罩。

2. 使用检查腕带、反问式查对的方法核对患者身份信息。

3. 体位准备：患者取半卧位，必要时协助患者排痰。

4. 安装氧气装置。

5. 呼吸机湿化罐内加入灭菌用水，安置湿化罐。

6. 呼吸机管路与呼吸机连接备用，连接电源，开机于待机状态初步设定呼吸机各参数：通气模式、IPAP、EPAP、压力上升时间、呼吸频率、吸气时间、潮气量、加湿等。

7. 将面罩与连接管连接，连接管一端接氧源，另一端接面罩接头，遵医嘱调节氧流量 5～10L/min。

8. 选择合适的减压贴贴于面部，为患者佩戴面罩，调节好头带松紧度，暂不连接管路。

9. 患者无不适后连接管路与面罩，启动通气，指导患者用鼻吸气，勿张口呼吸。

10. 观察患者呼吸情况，有无人机对抗及不适；检查面罩有无漏气。

11. 1 h 后做动脉血气分析检查。

12. 根据患者的病情调整模式或参数。

（三）操作后

健康指导与评估：①观察患者有无呼吸困难、气喘、血氧饱和度值下降及局部皮肤受压情况；②告知患者及家属注意事项。

【注意事项】

1. 做好对患者的解释及宣教工作，消除恐惧，争取配合，提高患者的依从性和舒适感，内容包括治疗的目的和方法；连接和拆除的方法；鼓励患者主动排痰。

2. 选择适合患者脸型大小的面罩，避免面罩过大而漏气；或者面罩过小而导致患者不适。吸氧状态下将面罩戴好，再连接呼吸机管路，避免在较高的吸气压力状态下佩戴面罩。

3. 评估患者面部皮肤，预防面部皮肤压力性损伤，做好交接班。

4. 呼吸机使用过程中监测患者的症状、通气参数和血气分析。

三、有创机械通气技术

【操作目的】

（一）生理目标

1. 改善或维持动脉氧合。

2. 支持肺泡通气。

3. 维持或增加肺容积。

4. 减少呼吸功。

（二）临床目标

1. 纠正低氧血症。

2. 纠正急性呼吸性酸中毒。

3. 缓解呼吸窘迫。

4. 防止或改善肺不张。

5. 防止或改善呼吸肌疲劳。

【禁忌证】

机械通气没有绝对禁忌证。

相对禁忌证：有一些特殊疾病，如气胸及纵隔气肿未行引流、肺大疱和肺囊肿、低血容量性休克未补充血容量、严重肺出血、气管食管瘘等。

【物品准备】

呼吸机、消毒好的管路或一次性呼吸回路、湿化罐、湿化罐温度表、灭菌注射用水、一次性可吸痰延长管、流量传感器、模拟肺、一次性针筒、听诊器、简易呼吸器、气囊测压表、负压吸引器、护理记录单、约束带（必要时）。

【操作清单】

（一）操作前

评估：①患者病情及一般情况，包括年龄、身高、体重、治疗情况、心肺情况、生命体征、血气分析报告、意识及配合程度；②人工气道类型、气道通畅程度、气囊压力（$25 \sim 30 \, cmH_2O$）、肺部情况、痰液性质及量；③呼吸机的性能；④用物有效期。

（二）操作中

1. 洗手，戴口罩、手套。

2. 使用检查腕带、反问式查对的方式核对患者身份信息。

3. 体位：半卧位，床头抬高 30°～45°（无禁忌证）。

4. 安装呼吸机管路：正确安装呼吸机管路及湿化罐，并连接模拟肺；在湿化罐中加入灭菌用水至刻度线。

5. 开机自检：连接电源、气源，打开开关，启动呼吸机，自检完毕；测试与校准包括管路密闭性、流量传感器、氧电池等。

6. 设置呼吸机参数，连接模拟肺并试运行。

7. 患者准备：对清醒患者核对解释，取得合作，再次评估患者的人工气道情况（气囊压力、深度、固定、通畅），必要时吸痰。

8. 连接患者：确认呼吸机正常工作后，脱开模拟肺，将呼吸机管路与人工气道相连，并妥善固定管路。

9. 观察呼吸机运行情况：①听诊两肺呼吸音，检查通气效果；监测呼吸机运行参数，病情允许下予半卧位；②患者意识、血压、心率、呼吸频率、血氧饱和度、胸廓起伏、双肺呼吸音、有无人机对抗；③调节报警范围。

（三）操作后

1. 记录：患者生命体征情况、呼吸机模式、潮气量、呼吸频率、呼气末气道正压、吸氧浓度、气道支持/控制压力等。

2. 健康指导与评估：①观察呼吸、氧合情况及呼吸机报警；②上机后 30 min 做血气分析；③按需清理呼吸道。

【注意事项】

1. 使用呼吸机期间，床边简易呼吸器、吸引器、吸氧装置始终处于备用状态。

2. 颈部舒展，头颈与躯干呈一直线，管路避免牵拉受压。

3. 注意患者有无义齿或牙齿松动。

4. 气道护理：定时翻身、拍背、按需吸痰、湿化。无禁忌证时床头抬高 ≥ 30°。每班口腔护理。每隔 6～8 h 监测气囊压力 25～30 cmH$_2$O。

5. 使用呼吸机期间，按分级护理原则观察患者生命体征的变化，保持呼吸道通畅，遵医嘱定时做血气分析，防止机械通气并发症的发生。

6. 及时正确处理呼吸机报警。

7. 加强呼吸机管理：①调节呼吸机悬臂（支架）或给患者翻身时，应妥善固定好人工气道，防止因管路牵拉造成人工气道脱出，导致患者窒息；②长期使用呼吸机的患者，应每日更换湿化液，每日用消毒湿巾擦拭呼吸机外壳，有可见污染时及时更换呼吸机管路；

③保持集水杯在管路的最低位，及时倾倒集水杯和管路内冷凝水，按照呼吸机使用频率和呼吸机说明书要求清洗空气过滤网。

四、俯卧位通气技术

【操作目的】

1. 改善 ARDS 患者的氧合。

2. 体位引流。

【禁忌证】

1. 血流动力学不稳定。

2. 颅内高压。

3. 急性出血。

4. 脊柱损伤。

5. 骨科手术。

6. 近期腹部手术。

7. 妊娠。

【物品准备】

医嘱单、软枕数个、皮肤保护敷料、手套、电极片、约束手套。

【操作清单】

（一）操作前

评估：①患者的生命体征，配合及耐受程度；②患者的皮肤情况，给予压力性损伤预防措施；③患者导管，给予有效固定。

（二）操作中

1. 洗手，戴口罩及手套。

2. 使用检查腕带及反问式查对的方式核对患者身份信息。

3. 体位：患者取仰卧位。

4. 整理患者全身管路(呼吸机、气管插管、CVC、尿管、胃管等)，操作者了解管路数量、位置、深度及固定方法。

5. 移动前再次评估患者生命体征是否稳定。

6. 去除患者心电监护电极片及相关导线。

7. 移动患者至一侧床边，保证患者安全，防坠床。

8. 1 人位于患者头部保护气道，患者左右两侧各 2 人，轴线翻转。

9. 首先确定人工气道位置，再检查各导管位置并妥善固定。

10. 连接心电监护，摆放肢体位置，双上肢自然上举，肘关节内角＜90°，下肢呈功能位。头面受压部位予以皮肤保护，每 2 h 侧转 1 次。

（三）操作后

1. 记录俯卧位治疗期间的各项细节。

2. 健康评估及宣教：①观察患者心率和呼吸；②随时清理呼吸道分泌物，按需吸痰，保持管路通畅；③预防皮肤受压。

【注意事项】

1. 俯卧位操作的人员需要经过专业的培训，能熟练掌握操作过程中可能出现突发状况的应急处理技术。

2. 俯卧位操作过程中患者身上所有管路都需要安置在可视的范围内，患者的人工气道的安全是第一要位。

3. 患者在俯卧位治疗期间可能出现的并发症护理人员需要充分知晓，采用相应的预防措施：保持患者肢体的功能位，防止脱臼等意外事件的发生；给予左右侧翻，预防皮肤压力性损伤。

4. 操作前向患者及家属进行健康宣教和告知，并签署知情同意书。

5. 俯卧位翻转后若患者出现异常生命体征变化，遵医嘱及时停止治疗。

6. 俯卧位前 2 h 暂停进食，并评估胃残余量。若有胃潴留，推荐进行胃肠减压后再实施。

五、经鼻高流量吸氧技术

【操作目的】

1. 为轻中度低氧血症患者精准给氧。

2. 提供良好的湿度和温度，提高患者的舒适度。

3. 吸入的氧浓度不随患者的呼吸状态改变，氧浓度可控。

4. 增加呼吸末肺容积，改善患者的缺氧。

【禁忌证】

1. 需要紧急建立人工气道的情况，如心搏骤停、急性呼吸道梗阻、血流动力学明显不稳定及自主呼吸微弱等。

2. 严重低氧血症（氧合指数＜100 mmHg）。

3. 明显二氧化碳潴留（pH＜7.25）。

4. 气道分泌物多且无排痰能力。

5. 鼻、面部手术或创伤、鼻腔明显堵塞。

6. 高流量氧气湿化治疗不耐受等。

7. 矛盾呼吸。

【物品准备】

中心供氧系统、高流量湿化呼吸治疗仪、一次性专用输氧管及鼻氧管、灭菌注射用水、无菌纱布。

【操作清单】

（一）操作前

评估：①患者氧合状态及配合程度；②患者鼻腔情况：出血、手术疾患等；③仪器设备性能；④检查用物有效期。

（二）操作中

1. 洗手，戴口罩。

2. 使用检查腕带、反问式查对的方法再次核对患者身份信息。

3. 体位准备：患者取半卧位。

4. 组装湿化罐与弯头，按压卡位键，将湿化罐推入卡槽。

5. 连接湿化水管路，并观察水位。

6. 连接加热管、连接鼻导管、连接氧气接口、连接电源。

7. 进入设置界面，调节流量及温度参数，长按模式切换按键，进入预热程序直接出现"工作"字样，调节氧浓度，达到预设值。

8. 清洁患者鼻腔，佩戴鼻导管并固定好位置，开始治疗。

（三）操作后

1. 记录氧疗时间、参数。

2. 健康指导与评估：①观察患者呼吸频率、节律、血氧饱和度；②观察患者输氧反应（有无头痛、头晕、鼻出血等）；③告知患者及家属注意事项。

【注意事项】

1. 氧疗过程中不可自行调节仪器及氧源，注意用氧安全，防火、防油、防热、防震。

2. 严密监测患者生命体征，呼吸运动及血气分析的变化，及时进行针对性的调整。

3. 鼻导管的固定带应松紧适宜，太紧会引起鼻导管对患者鼻部及面部的压迫，太松则会引起鼻导管的脱落，影响氧疗效果；勿用力牵拉管路。

4. 张口呼吸会导致气道内正压下降，影响治疗效果。

5. 舒适体位：建议治疗时采取半卧位，有利于有效咳嗽、咳痰。

6. 不良反应：高流量氧气湿化治疗的耐受性和舒适性较好，临床不耐受少见。少数患者可能会出现头痛、头晕、鼻出血、气流过大、黏膜干燥、耳鸣等不适，及时告知医生，可根据患者耐受性调节温度、气体流量。

7.尽量避免湿化过度或湿化不足，密切观察气道分泌物的变化。

8.冷凝水处理：使用过程中会出现少量冷凝水集聚在管路中，应注意告知医生及时处理。同时，患者鼻塞位置高度应保持高于仪器和管路水平，以防止误吸。

第二节 气道管理技术操作

一、口咽管置管技术

【操作目的】

1.解除呼吸道梗阻，维持上呼吸道通畅。

2.吸引气道分泌物。

3.癫痫发作或抽搐时保护舌齿免于受伤。

4.同时有气管插管时，取代牙垫作用。

5.需较长时间解除患者舌后坠。

【禁忌证】

1.喉头水肿、气管内异物、哮喘、咽反射亢进等。

2.口腔及上、下颌骨创伤。

3.咽部气道占位性病变、咽部异物梗阻。

4.门齿有折断或脱落危险。

5.呕吐频繁的患者。

【物品准备】

合适型号的口咽通气管、吸痰装置、胶布、吸氧用物、液状石蜡、生理盐水、纱布。

【操作清单】

（一）操作前

评估：①患者病情、生命体征、意识状态；②口腔局部状况：是否有活动性义齿、口腔分泌物等；③气道及呼吸状况；④检查用物有效期。

（二）操作中

1.洗手、戴口罩。

2.使用检查腕带和反问式查对的方式核对患者身份信息。

3. 放平床头，协助患者取平卧位，头后仰，使口、咽、喉尽量保持在同一直线上。

4. 选择合适的口咽通气管，长度为患者从门齿至耳垂或下颌角的距离。

5. 口咽通气管置管：①外涂液状石蜡或者生理盐水湿润。②顺插法。一手分开上下唇齿，另一手将通气管的咽弯曲沿舌面顺势送至上咽部，将舌根与口咽后壁分开，也可借助喉镜置入。③反向插入法。抬起患者下颌角，将口咽通气管凹面向上由舌面上方压入（可先用压舌板压住舌）再旋转180°使其弯曲部分下面压住舌根，上面抵住口咽后壁。

6. 检查口咽通气管是否通畅，检查口腔，防止舌或唇夹置于牙和口咽通气管之间，同时清理呼吸道分泌物。

7. 口咽通气管外口盖一层生理盐水纱布，进行湿化，并妥善固定。

8. 为患者清理面部。

（三）操作后

健康指导与评估：①观察患者置管后的反应（有无恶心、呕吐、出血），注意导管在口腔中的位置，听诊双肺呼吸音；②告知患者及家属注意事项。

【注意事项】

1. 对于意识不清，操作者用一手的拇指与食指将患者的上唇齿与下唇齿分开，另一手将口咽通气导管从后臼齿处插入，操作时注意动作轻柔、准确。

2. 放置成功后，妥善固定，以免脱出，定时检查口咽通气道是否保持通畅。固定方法：在口咽管翼缘两侧各打一个小孔，用绷带穿过这两个小孔，将绷带绕至患者颈后部固定。

3. 选择口咽通气导管的原则：宁长勿短、宁大勿小，因为口咽通气管太短不能经过舌根而达不到开放气道的目的。

4. 当口腔分泌物、呕吐物、血液较多时，可用吸痰管由口咽通气道两侧插入，清除口腔及咽部分泌物，保持呼吸道通畅。

5. 为避免误吸及呕吐，患者呕吐反射恢复后应立即拔管。

6. 牙齿松动者，插入及更换口咽通气管前后应观察有无牙齿脱落。

7. 昏迷患者口咽管可持续放置于口腔内：每2～3 h调整导管位置，避免舌面长时间受压；每4～6 h清洁口腔及口咽管1次，防止痰痂堵塞；每天更换口咽管。

二、经口、鼻气管插管护理配合技术

【操作目的】

1. 建立通畅稳定的气道，进行机械通气。

2. 应用于各种急救现场。

【禁忌证】

1. 喉头水肿、急性喉炎、喉头黏膜下血肿。

2. 呼吸道不全梗阻患者，禁忌快速诱导插管。

3. 严重凝血功能障碍。

4. 主动脉瘤。

5. 颅底骨折、鼻咽部血管瘤禁忌经鼻气管内插管。

【物品准备】

负压吸引器、吸痰管、球囊气压表、注射器、听诊器、气管导管、牙垫及固定胶带、简易呼吸球囊、监护仪、呼吸机、喉镜。

【操作清单】

（一）操作前

评估：①患者病情、意识状态；②患者口腔、鼻腔皮肤黏膜情况，有无活动义齿，张口度，颈部活动度，咽喉部情况；③检查用物有效期。

（二）操作中

1. 洗手、戴口罩。

2. 使用检查腕带、反问式查对的方式核对患者身份信息。

3. 体位：取仰卧位，头后仰，可在肩背部或颈部垫一小枕，使口、咽、喉尽量在一条直线上。

4. 选择合适型号的气管插管导管，向导管气囊内充气，检查气囊是否漏气。

5. 插管：从患者右侧口角将导管沿镜片插入，斜口端对准声门送入气管内，套囊进入气管内，拔除管芯，继续送入，导管尖端距门齿 22±2 cm。

6. 连接简易呼吸球囊，挤压球囊观察双侧胸廓起伏是否对称，听诊双肺呼吸音是否对称。

7. 确认导管插入气管后将牙垫放置在导管一侧，置于上、下臼齿之间，妥善固定导管跟牙垫。

8. 给气囊注入空气，触摸气囊弹性似鼻尖，一般充气 5～8 mL，气囊压为 25～30 cmH$_2$O。

9. 清除气道及口腔分泌物，保持呼吸道通畅，连接呼吸机并调节呼吸机参数。

10. 测量气管插管外露长度，经口插管测量距门齿长度，经鼻插管测量距外鼻孔长度，做好标记并严格交接班。

（三）操作后

1. 整理用物，评估插管位置、外露长度并记录。

2. 健康指导与评估：①妥善固定插管，套管系带须打死结固定于颈后部，系带松紧能进一指为宜；②密切观察患者生命体征，有无胸廓起伏，双侧呼吸音是否对称；③向患者及家属告知注意事项，预防非计划拔管。

【注意事项】

1. 对小儿、有精神症状、意识不清醒的患者使用约束带约束双手（必要时给予镇静剂及肌松剂），防止非计划拔管。

2. 严密观察患者生命体征及血氧饱和度、两侧胸廓起伏，听诊双肺呼吸音，保持呼吸道通畅，观察有无口腔损伤、牙齿松动等。

3. 无床头抬高禁忌证患者抬高床头 30°～45°，每 4 h 检测气囊压力，每 8 h 行口腔护理；翻身或过床时，断开呼吸机连接，防止脱管。

4. 吸痰动作轻柔，方法正确，减少刺激，以免强烈刺激引起患者呛咳而导致气管插管脱出。

5. 备好简易呼吸球囊及各种急救物品于床旁。

三、气管切开护理配合技术

【操作目的】

1. 解除各种原因引起的气管切开口上段的呼吸道阻塞。

2. 清除呼吸道分泌物，预防肺部感染。

3. 降低呼吸道阻力，减轻患者呼吸时的体力负担，减少耗氧量。

4. 减少呼吸道无效腔，增加有效气体交换量。

5. 气管切开后便于吸痰和呼吸道湿化，并防止咽部分泌物或呕吐物吸入肺致肺部感染。

6. 便于使用呼吸机进行间歇性正压呼吸。

7. 争取时间治疗原发病。

【禁忌证】

1. ICU 中存在高度并发症风险的患者不应进行气管切开术，如出血、低氧血症及神经恶化。

2. 没有这些并发症风险的患者，在下列情况下不应进行气管切开术。

（1）血流动力学不稳定。

（2）颅内压增高（颅内压 > 15 mmHg）。

（3）严重低氧血症：$PaO_2/FiO_2 < 100$ mmHg，伴有呼气末正压 > 10 cmH$_2$O。

（4）凝血功能异常，患者和（或）家属拒绝。

（5）患者濒临死亡或正在撤回积极治疗。

【物品准备】

专用扩张钳、经皮气切套装（气管切开套管、导丝、皮肤扩张器、穿刺针、注射器、刀片、寸带）、换药包、治疗巾、操作台/车、无影照明灯、氧气、负压吸引设备、超声多普勒、听诊器、约束带、无菌生理盐水1支、利多卡因1支，危重患者准备呼吸机、急救车。

【操作清单】

（一）操作前

评估：①患者病情、意识状态、呼吸、合作程度、血氧饱和度、痰液的黏稠度及量；②告知患者及家属气管切开的目的，操作过程中可能出现的不适，取得理解和配合；③检查用物有效期。

（二）操作中

1.洗手，戴口罩、帽子、手套。

2.使用检查腕带、反问式查对的方法核对患者身份信息。

3.将气切套管气囊浸入无菌生理盐水中注入气体，检查是否漏气，然后将气体完全抽出。

4.床位调整至适合医生操作的高度，去除床档，适当约束患者肢体，使患者尽量靠近操作者。仰卧位，头过伸，枕头垫于肩下以延伸颈部，充分暴露气管，固定头部，头颈保持中线位。

5.打开负压吸引装置，连接吸痰管备用，备好无影照明灯，调整灯光合适位置。

6.配合医生做好皮肤消毒（范围包括切口周围至少15 cm），铺无菌手术巾。

7.遵医嘱给予镇痛、镇静剂，严密监测生命体征，观察患者病情变化，发现异常立刻报告医生处理。

8.充分吸引气管及口、鼻腔内分泌物，放松气囊将气管插管缓慢退至距门齿18～20 cm处，并确认导管在气管内后气囊再次充气，固定患者头部于正中位。

9.确认操作医生将套管置入气管内，取出套管管芯及导丝。经气管套管吸痰，套管内注入5～8 mL气体，不超过10 mL，气囊压力在25～30 cmH$_2$O，触摸气囊弹性似鼻尖。

10.呼吸装置连接气管切开套管，拔出气管插管。

11.使用无菌敷料覆盖切口，使用寸带固定气管插管套管，避免过紧或过松，松紧以放入1指为宜。

12.协助患者取舒适体位，清点器械、分类处理用物。

（三）操作后

1.记录手术时间、呼吸状态及术中相关处置用药情况。

2. 健康指导与评估：①观察切口周围有无皮下气肿、气胸、出血等并发症，注意气管切开套管有无移位；②告知患者及家属气管切开术后的注意事项，出现气管套管脱出、呼吸困难、切口渗血渗液、切口周围有皮下气肿时立刻告知医护人员处理。

【注意事项】

1. 严格无菌操作。

2. 保持呼吸道通畅，及时给予气道加温加湿。

3. 严密监测患者生命体征，如出现心律失常、心搏停止等紧急情况立即给予抢救。

4. 监测套管气囊压力，气囊压力维持在 $25 \sim 30\,cmH_2O$。

5. 保证套管在气管内居中位置，颈部粗短者，使用加长型气管套管，妥善固定，防止牵拉造成气管脱出。

6. 保持颈部切口敷料清洁、干燥，切开后 24 h 内观察切口渗血情况，每日清洁消毒切口，更换套管垫。每日观察气管分泌物的量及性质，如发现发热、分泌物增多、性质异常及时报告医生。

7. 气管切开周围皮肤肿胀可达颜面及胸部，按压肿胀处有捻发音时，提示皮下气肿，应及时报告医生进行处理。

8. 患者床边备吸引器、氧气、气管切开手术器械包，同型套管、管芯，以防套管脱管或堵塞。

四、人工气道固定技术

【操作目的】

1. 固定人工气道，保持呼吸道通畅。

2. 清除呼吸道分泌物。

3. 进行机械通气。

【禁忌证】

1. 喉头急性炎症。

2. 喉头严重水肿。

3. 严重凝血功能障碍。

4. 巨大动脉瘤，尤其位于主动脉弓部位。

【物品准备】

负压吸引装置、喉镜、气管插管、导丝、5 mL 注射器、牙垫、寸带（长约 80 cm，宽 1.5 cm）、3M 弹力胶布（3M 弹力胶布 2 条，长约 18 cm，宽约 3 cm）。

【操作清单】

（一）操作前

评估：①患者意识、生命体征、配合程度；②导管位置、外露长度、气囊压力，固定部位的皮肤情况；③检查用物有效期。

（二）操作中

1.洗手、戴口罩。

2.使用检查腕带、反问式查对的方法核对患者身份信息。

3.协助患者取正确体位。

4.用标尺测量气管导管外露长度，经口插管者应测量导管尖端距门齿处的长度，记录并做标记。

5.吸净气管导管及口腔内分泌物；测量气管导管气囊压力。

6.固定气管导管，将牙垫放置在导管的一侧，上下臼齿之间，防止气管导管左右偏移。

7.采用Y形固定法，Y形胶布沿长轴方向从中间剪开至9cm，先将胶布末端固定于一侧脸颊，分开的上端胶布固定于上唇，下端缠绕气管导管和牙垫，对侧用同样方法固定。最后，用寸带进行二次固定，松紧度以放入1指为宜。

8.再次测量气管导管的气囊压力，观察两侧胸部起伏是否对称，听诊双侧呼吸音是否一致。

9.调整呼吸机管路的长度和位置，保持头颈部与气管导管活动的一致性。

（三）操作后

1.处理用物，协助患者取舒适卧位。

2.健康指导与评估：①每班观察并记录气管导管深度和外露长度；②告知患者及家属导管的重要性，预防非计划拔管。

【注意事项】

1.操作前，检查患者气管插管是否通畅，气囊压力是否在正常范围内，患者固定处皮肤是否破损。

2.操作前后，检查气管导管深度和外露长度，避免气管导管的移位。

3.躁动者给予适当约束或应用镇静药。

4.更换胶布固定部位，避免皮肤损伤，采取皮肤保护措施。气管切开者，注意系绳的松紧度，以放入1指为宜，防止颈部皮肤受压或气管套管脱出。

5.调整呼吸机管路的长度和位置，保持头颈部与气管导管活动的一致性。

五、气管插管患者口腔护理技术

【操作目的】

1. 保持患者口腔清洁。

2. 减少患者咽部细菌定植。

3. 减少患者误吸。

【禁忌证】

无绝对禁忌证：严重凝血功能障碍患者、严重口腔疾病的患者需选择合适的口腔护理用具。

【物品准备】

弯盘2个（内盛棉球数颗）、弯血管钳、镊子、压舌板、纱布、液体石蜡、一次性冲洗器、吸痰管、吸引器、漱口水（外用生理盐水）、手套、口罩、无菌巾、牙垫、系带、气囊压力监测表、手电筒、手消毒液，必要时备开口器。

【操作清单】

（一）操作前

评估：①患者生命体征、意识及合作程度；②患者口腔黏膜情况，牙齿有无松动，牙龈有无出血；③气管插管深度及固定是否妥当；④检查用物有效期。

（二）操作中

1. 洗手、戴口罩。

2. 使用检查腕带、反问式查对的方法核对患者身份信息。

3. 体位准备：抬高床头30°～45°，将患者头偏向一侧，暂停肠内营养，防止误吸。

4. 口腔护理前充分吸引气道及口腔内分泌物。

5. 解除气管插管固定：由两名护士协作，分别站在患者两侧，由一名护士左手托住患者下颌，并以此为支点，拇指、食指固定气管插管和牙垫，另一名护士去掉固定的系带，将牙垫送至患者一侧磨牙，并将气管插管轻轻偏向牙垫。

6. ①口腔擦洗法：一名护士扶住气管插管及牙垫，另一名护士用弯止血钳夹取棉球蘸取漱口水（不滴水为宜），每次1颗棉球，依次擦洗牙齿的外侧面、上内侧面、上咬合面、下内侧面、下咬合面，由内至外擦洗颊部、舌面、舌下及硬腭部，将气管插管及牙垫移至另一侧，同法进行对侧口腔擦洗。②口腔冲洗法：一名护士一手固定导管，一手抽吸20 mL漱口液，从上口角插入，从不同方向冲洗牙面、颊部、硬腭、舌面，另一名护士拿吸痰管连接负压吸引将口腔内液体吸出，2人边冲边吸，直至冲洗液澄清为止，将口腔内液体吸净，将气管插管及牙垫移至另一侧，同法进行对侧口腔冲洗。

7. 清点棉球数量，擦拭患者口周，确认插管深度，更换牙垫，注意牙垫与牙齿和气管的咬合，按要求妥善固定气管插管。

8. 操作过程中观察患者反应及生命体征变化，注意有无呛咳、呕吐，如有异常立即停止操作；观察口腔是否清洁干净，口唇干燥者可用唇膏外涂。

9. 再次测量气管导管外露长度和气囊压力，观察两侧胸部起伏是否对称，听诊双肺呼吸音。

（三）操作后

1. 处理用物，记录口腔护理时间、责任人。

2. 健康指导与评估：①观察患者有无不适（有无呛咳、恶心、呕吐）；②协助患者取舒适的体位。

【注意事项】

1. 无菌原则：气管插管患者口腔护理 6 ～ 8 h/ 次，做到一人一物一用，避免交叉感染。

2. 体位选择：操作过程中抬高床头 ≥ 30°，操作过程中气管插管需要一名护士一直扶着，保持插管位置及深度。

3. 细心观察：操作前彻底吸痰，观察有无牙齿松动和口腔内活动性出血，操作过程中注意观察患者生命体征变化。

4. 防止误吸：口腔护理前，测量气囊压力，防止口腔分泌物及口腔护理液顺气管流入呼吸道造成肺部感染；有松动的牙齿用手术丝线固定于口腔外，防止牙齿脱落；棉球干湿度适宜，以免引起误吸，操作前后清点棉球数量。

5. 合理用药：意识不清或躁动不安的患者遵医嘱使用镇静药后再行操作。

6. 动作轻柔：以免损伤口腔黏膜，特别是凝血功能差的患者；嘴唇干裂者可涂唇膏。

六、有创机械通气患者开放式吸痰技术

【操作目的】

1. 清除呼吸道分泌物。

2. 保持气道通畅，改善肺通气。

【禁忌证】

1. 严重的支气管破裂、损伤。

2. 颅底骨折患者禁忌经鼻腔吸痰。

【物品准备】

电动吸引器或中心吸引器及相关装置、治疗盘、无菌治疗碗、无菌生理盐水、一次性

吸痰管数根、无菌手套、清洁纱布数块、弯盘、听诊器、无菌治疗巾、医嘱单、治疗卡、快速手消毒剂、医用垃圾桶、生活垃圾桶，必要时准备插线板。

【操作清单】

（一）操作前

评估：①患者病情、意识状态、生命体征、配合程度；②患者双肺呼吸音、痰液情况；③呼吸机参数及气管插管的深度；④用物有效期及吸引器性能，调节负压（成人＜200 mmHg；婴幼儿＜120 mmHg）。

（二）操作中

1. 洗手，戴口罩、帽子。

2. 使用检查腕带、反问式查对的方法核对患者身份信息。

3. 按呼吸机纯氧键，给予纯氧 2 min，以防止吸痰造成的低氧血症。

4. 检查患者人工气道固定及通畅情况；及时倾倒呼吸机管路中的冷凝水。

5. 洗手，打开吸痰管包装，戴手套，将无菌纸铺于患者胸前形成无菌区。

6. 非无菌手断开呼吸机与气管导管，将呼吸机接头放在无菌区，用戴无菌手套的一只手迅速并轻柔地沿气管导管送入吸痰管，吸痰管遇阻力后加负压，边上提边水平旋转边吸引，避免在气管内上下提插；吸痰时间不超过 15 s，连续吸痰不得超过 3 次，吸痰间隔予以纯氧吸入。

7. 吸痰过程中密切观察患者的病情变化，如有心率、血压、呼吸、血氧饱和度出现异常改变时，应当立即停止吸痰，立即接呼吸机通气并给予纯氧吸入。

8. 吸痰结束后立即接呼吸机通气，给予患者 100% 纯氧 2 min，待血氧饱和度升至正常水平后再将氧浓度调至原来水平。

9. 同时吸净患者口腔分泌物，必要时吸净鼻腔。

10. 观察患者痰液性状、颜色、量。冲洗吸痰管和负压吸引管，脱手套。

11. 再次听诊双肺呼吸音，测量气囊压力并保证气囊压维持在 25～30 cmH$_2$O。

（三）操作后

1. 记录吸痰的时间，痰液的颜色、性质、量。

2. 健康指导与评估：①观察患者生命体征（有无憋气、发绀、呼吸困难）；②观察检查呼吸机管路连接及呼吸机是否正常工作；③协助患者取安全、舒适体位。

【注意事项】

1. 操作动作应轻柔、准确、快速，每次吸痰时间不超过 15 s，连续吸痰不得超过 3 次，吸痰间隔予以纯氧吸入，先进行口咽部和（或）鼻咽部吸引，再进行气道内吸引；一根吸痰管只能用 1 次，更换吸引部位时，应更换吸引（吸痰）管。

2. 注意吸痰管插入是否顺利，遇到阻力时应分析原因，不可粗暴盲插。

3. 吸痰管最大外径不能超过气管导管内径的 50%，新生儿不能超过气管导管内径 30%，负压不可过大，进吸痰管时不可给予负压，以免损伤患者气道；拔吸痰管时持续负压，否则会造成无效吸引。

4. 吸痰深度，均常规使用浅吸痰技术以避免潜在的气道损伤，而深吸痰通常在浅吸痰无效时使用。

5. 遵循无菌原则，注意保持呼吸机接头不被污染，戴无菌手套持吸痰管的手不被污染。

6. 冲洗液应分别注明吸引气管插管，口腔、鼻腔之用，不能混用。

7. 吸痰过程中应当密切观察患者的生命体征及呼吸机参数变化，如有心率、血压、呼吸、血氧饱和度的明显改变时，应当立即停止吸痰，立即接呼吸机通气并给予纯氧吸入。

8. 对患者进行主动气道湿化，呼吸机 Y 型管温度应在 34～41℃之间、相对湿度 100%。

9. 按需实施气道内吸引，至少每 2 h 通过肺部听诊等方式评估患者吸痰指征。

10. 每隔 6～8 h 测量一次气囊压力，并使其维持在 25～30 cmH$_2$O。

七、有创机械通气患者密闭式吸痰技术

【操作目的】

1. 清除呼吸道分泌物。

2. 保持呼吸道通畅，改善肺通气。

3. 让机械通气的患者在吸痰过程中能保持氧气的正常供给，预防低氧血症。

【禁忌证】

严重的支气管破裂、损伤。

【物品准备】

电动吸引器或中心吸引器及相关装置、一次性密闭式吸痰系统、无菌生理盐水、无菌手套、听诊器、医嘱单、治疗卡、快速手消毒剂、医用垃圾桶、生活垃圾桶，必要时准备插线板。

【操作清单】

（一）操作前

评估：①患者病情、意识状态、生命体征、配合程度；②患者双肺呼吸音、痰液情况；③呼吸机参数、气管插管深度、负压吸引装置、密闭式吸痰系统；④检查用物有效期及吸引器性能。

（二）操作中

1. 洗手、戴口罩。

2. 使用检查腕带、反问式查对的方法核对患者身份信息。

3. 按呼吸机纯氧键，给予纯氧 2 min，以防止吸痰造成的低氧血症。

4. 检查人工气道妥善固定及通畅情况；及时倾倒呼吸机管路中的冷凝水。

5. 连接无菌密闭吸痰系统和负压吸引外连接管，调节负压吸引压力（成人 < 200 mmHg；婴幼儿 < 120 mmHg）。

6. 开放密闭式吸痰系统的阀门，隔着薄膜将吸痰管送入人工气道内（导管内无分泌物关闭负压，导管内有分泌物开放负压），吸痰管尽量不与气管导管内壁接触，遇阻力后使用负压旋转上提吸引，每次吸引时间 ≤ 15 s，如分泌物未吸尽应在充分吸氧后重复操作。

7. 吸痰过程中应当密切观察患者的病情变化，如有心率、血压、呼吸、血氧饱和度异常改变时，应当立即停止吸痰。

8. 吸痰结束后吸入 100% 纯氧 2 min，待血氧饱和度升至正常水平后再将氧浓度调至原来水平。

9. 吸痰完毕，冲洗密闭式吸痰管（5 ～ 10 mL 生理盐水）。

10. 更换普通吸痰管吸净口腔内分泌物，必要时吸鼻腔。

11. 再次听诊双肺呼吸音，测量气囊压力并保证气囊压维持在 25 ～ 30 cmH$_2$O。

（三）操作后

1. 记录吸痰的时间，痰液的颜色、性质、量。

2. 健康指导与评估：①观察患者生命体征变化（有无憋气、发绀、呼吸困难）；②检查呼吸机是否正常工作；③协助患者取安全、舒适体位。

【注意事项】

1. 操作动作应轻柔、准确、快速，每次吸痰时间不超过 15 s，连续吸痰不得超过 3 次，吸痰间隔予以纯氧吸入。

2. 吸痰前整理呼吸机管路，倾倒冷凝水。

3. 注意吸痰管插入是否顺利，遇到阻力时应分析原因，不可粗暴盲插。吸痰过程中，动作应轻柔，避免将薄膜弄破，如薄膜有破损，应及时更换无菌密闭吸痰系统。

4. 吸痰管最大外径不能超过气管导管内径的 50%，新生儿不能超过气管导管内径 30%，负压不可过大，进吸痰管时不可给予负压，以免损伤患者气道。

5. 吸痰深度，均常规使用浅吸痰技术以避免潜在的气道损伤，而深吸痰通常在浅吸痰无效时使用。

6. 吸痰管使用 24 h 需更换，遵循无菌操作原则，注意保持呼吸机接头不被污染，密闭式吸痰管薄膜破裂被污染及时更换。

7. 吸痰过程中应当密切观察患者的生命体征及呼吸机参数变化，如有心率、血压、呼吸、血氧饱和度的明显改变时，应当立即停止吸痰，立即接呼吸机通气并给予纯氧吸入。

8. 对患者进行主动气道湿化，呼吸机 Y 型管温度应在 34～41℃之间、相对湿度 100%。

9. 按需实施气道内吸引，至少每 2 h 通过肺部听诊等方式评估患者吸痰指征。

10. 每隔 6～8 h 测量一次气囊压力，并使其维持在 25～30 cmH$_2$O。

八、声门下吸引技术（球囊吸引法）

【操作目的】

1. 清除气囊上滞留物。

2. 避免或降低人工气道患者 VAP 的发生。

3. 降低人工气道患者误吸的风险。

【禁忌证】

1. 忌仰卧位患者（例如头部和／或颈部损伤，颅内压＞20 mmHg，近期的硬膜外脊椎输注或脊椎麻醉）。

2. 急性呼吸窘迫综合征患者或呼气末正压≥10 cmH$_2$O 且吸入氧浓度≥80%。

3. 严重肺大疱者。

4. 血流动力学不稳定者。

【物品准备】

简易呼吸器、10 mL 注射器、负压吸引器、吸痰管、氧气设备、气囊压力表、快速手消毒剂。

【操作清单】

（一）操作前

评估：①操作前 30 min 暂停肠内喂养，吸入纯氧时间 2 min；②气囊压力维持在 25～30 cmH$_2$O。

（二）操作中

1. 2 名操作人员进行操作，分别站在患者两侧。先吸痰，清除患者气道及口腔、鼻腔内的分泌物。

2. 体位准备：患者取平卧位，断开呼吸机。

3. 1 名操作者将呼吸器连接氧气后调节氧流量 10 L/min，与患者气管插管相连，辅助患者同步呼吸，待患者在吸气末、呼气初肺部气体充盈最大化时，再次快速挤压呼吸囊。

4. 另 1 名护士配合球囊充气，在患者呼气时将气囊放气，使球囊送入的气体顺气管导管与气管腔隙由下而上冲出，将气囊上的滞留物呼气气流吹浮上移至咽部，再用吸痰管进行吸引。

5. 上述操作可重复进行 1～2 次，直到完全将气囊上滞留物清除为止。

（三）操作后

1. 将患者体位恢复至半卧位，连接呼吸机，保持原参数。

2. 测量并维持气囊压力在 25～30 cmH_2O。

【注意事项】

1. 要选择恰当的操作时机，在进食或鼻饲前完成，能避免食物反流入气道。

2. 操作前要确定气管插管的固定情况及插管的深度。由于气流的冲击可使气管导管向外冲出，故操作后要听诊两肺呼吸音，以确定插管有无移位。

3. 操作过程中观察患者生命体征、血氧。当满足下列条件之一，终止操作：① $SPO_2 \leq 90\%$；②心率增加 20%；③患者不适；④新发心律不齐。

4. 有自主呼吸的清醒患者，嘱其与操作者配合，避免由于患者对抗而影响吸痰效果。

5. 气管导管气囊与球囊冲击应同步进行，在球囊冲击后迅速充盈气囊，使气管与气管导管之间的腔隙处于封闭状态，以免迅速逆流引起吸入性肺炎及窒息。

6. 该方法成功的关键在于操作者之间的配合要熟练，挤压呼吸器与气囊充放气的时机要保持高度一致。

7. 如果是在拔除气管导管前应注意，行滞留物吸引时可将吸痰管后移留置在气管导管腔内，使其腔内呈负压环境，再将吸痰管和气管导管一同拔出，以防止黏附于导管下端分泌物坠落到下呼吸道。

8. 操作者需在彻底吸除人工气道及口腔、鼻腔内分泌物后，再进行声门下分泌物吸引。

九、气囊压力监测技术

【操作目的】

1. 防止机械通气时气体漏气。

2. 避免口腔分泌物、胃内容物误入气道，预防 VAP。

3. 防止气体由上呼吸道反流，保证有效通气量。

4. 防止气道黏膜损伤，预防脱管。

【禁忌证】

气管切开已撤机且意识清楚，可自主进食无呛咳，气囊完全放气者。

【物品准备】

气囊测压表。

【操作清单】

（一）操作前

评估：①患者气道状况（有无痰鸣音、鼾音、水泡音）。②压力表性能。用手按住鲁尔连接口，捏充气球，使压力值达到 120 cmH$_2$O，并保持 2～3 s，压力值不下降。

（二）操作中

1. 洗手、戴口罩。

2. 使用检查腕带、反问式查对的方法再次核对患者身份信息。

3. 根据需要按吸痰操作清单对患者气道、口腔及鼻腔分泌物进行吸引。

4. 将气管导管气囊注气端与气囊压力表的鲁尔连接口连接。

5. 监测压力，读出气囊压力表显示的气囊压力波动范围的数值，以呼气末压力表数值为准。

6. 调节压力至 25～30 cmH$_2$O，取下气囊压力表。

7. 确认气囊无漏气：患者气管导管处无漏气声；患者安静，无人机对抗；呼吸机参数监测显示吸入及呼出潮气量或分钟通气量数值相符。

（三）操作后

健康指导与评估：①向清醒患者说明气囊压力测定的目的及意义，取得配合；②监测过程中嘱患者平静呼吸，勿咳嗽。

【注意事项】

1. 定时监测气囊压力，禁忌在患者咳嗽时测量。气囊压力应小于毛细血管灌注压 25～30 mmHg。机械通气患者安全范围 25～30 cmH$_2$O，非机械通气患者安全范围≤ 25 cmH$_2$O。既可有效封闭气道，又不高于气管黏膜毛细血管灌注压。

2. 避免过多、过快地抽出和充入气囊气体。

3. 患者出现烦躁不安、心率加快、血氧饱和度下降、呼吸机气道低压报警或低潮气量报警时，应重新检查气囊压力。

4. 呼吸机持续低压报警，在气管插管处可听到漏气声或者用注射器从气囊内无限抽出气体时，可能为气囊破裂，立即通知值班医生进行处理。

5. 放气前，先吸净气道内及气囊上滞留物。

十、带氧雾化吸入技术

【操作目的】

1. 治疗呼吸道感染，消除炎症，稀释痰液以利于痰液排出，治疗急慢性呼吸道炎症。

2. 解痉平喘，改善通气功能，用于治疗哮喘。

3. 吸入麻醉药以达到术前麻醉的作用。

【禁忌证】

无绝对禁忌证。

【物品准备】

氧气装置（中心供氧）、空湿化瓶、一次性雾化器、无菌纱布若干块、弯盘、雾化药液。

【操作清单】

（一）操作前

评估：①患者病情、呼吸道状况、自理能力、进食、环境（清洁、安全、无火源）等；②患者配合程度；③用物有效期及性能。

（二）操作中

1. 洗手、戴口罩。

2. 使用检查腕带和反问式查对的方法核对患者身份信息。

3. 体位：协助患者取半卧位或坐位。

4. 配置药液：2人核对药名、浓度、剂量及有效期，检查瓶（袋）口、瓶（袋）体、瓶（袋）内液体。

5. 连接氧气装置，检查氧气装置有无漏气。

6. 将雾化药物注入雾化器药杯中，将雾化器管路连于氧气装置上，打开流量开关，调节氧流量 5～6 L/min，检查雾化装置有无漏气并调整雾量，协助患者戴面罩或正确含住口含嘴。

7. 雾化完毕，取下面罩或取出口含嘴，关闭氧流量，取纱布擦净患者口面部。

8. 分离各管路，取下氧气装置，整理用物，协助患者取舒适体位。

（三）操作后

健康指导与评估：①观察患者有无气道痉挛、痰液排出情况；②指导患者进行深呼吸，用口吸气、鼻呼气；③每次雾化后要及时漱口、洗脸或用湿毛巾抹干净口鼻部以下的雾珠，这样可以防止残留雾滴刺激口鼻皮肤，以免引起皮肤过敏或受损；④指导患者雾化治疗后自行清洗雾化面罩及药槽，但通气管路不需要冲洗。

【注意事项】

1. 了解雾化吸入的常用药物及其剂量；氧气湿化瓶内勿盛水，以免液体进入雾化吸入器内使药液稀释影响疗效。

2. 雾化治疗前 1 h 不应进食；吸入前要清洁口腔，清除口腔内分泌物及食物残渣；吸药前不能抹油性面膏，以免药物吸附在皮肤上。

3. 调节氧流量时须先分离雾化器；指导患者切勿自行调节氧流量。

4. 指导患者用口吸气、鼻呼气的方法，雾化过程中观察患者能否正确使用雾化器，教会患者正确的吸入方法，应作深吸气，使药液充分达到咽喉气管；应同时配备负压吸引器为痰液多而无力咳出的患者吸痰用。

5. 治疗过程中需观察患者，防止气道痉挛的发生；观察患者痰液排出情况，可给予拍背、吸痰等方法协助排痰。

6. 雾化时长一般为 15 ~ 20 min，吸入药液的浓度不能过大，吸入速度由慢到快，雾化量由小到大，使患者逐渐适应。

7. 心肾功能不全及年老体弱者，要注意防止湿化或雾化量大造成肺水肿；对自身免疫功能减退的患者雾化吸入时，应重视诱发口腔真菌感染问题。

8. 吸入后应漱口，防止药物在咽部聚积，用面罩者应洗脸，避免药物进入眼睛。

9. 气溶胶相关注意事项：①雾化过程中应避免交叉感染，呼吸道传染病患者不宜与其他患者同室进行雾化，同类型的呼吸道疾病患者应相对集中于同一区域内进行雾化；②储存药液的雾化器及呼吸管路、雾化面罩等应及时消毒，一人一套，专人专用；③尽量使用单一剂量药物，避免多剂量药物开瓶后的储存及使用存在的污染风险；④进行雾化治疗时，操作者需在治疗前后洗手，减少患者间病原菌的传播。

十一、人工气道的湿化技术

【操作目的】

1. 增加吸入气体的湿度。

2. 湿润气道黏膜，稀释痰液，保持黏液纤毛正常运动。

3. 保证呼吸通畅，预防肺部感染。

【禁忌证】

人工鼻湿化无绝对禁忌证，相对禁忌证。

1. 气道分泌物多（≥ 25 mL/d）或黏稠（≥Ⅱ度）。

2. 潮气量较小的患者。

3. 体温较高（≥ 39℃）或体温较低（≤ 35℃）。

4. 撤机困难。

5. 氧浓度需求高（≥ 40%）。

6. 每分钟通气量 > 10 L。

【物品准备】

人工鼻、Fisher 加温湿化器、文丘里装置、一次性管路、积水杯、湿化液、输液器、无菌剪刀、快速手消毒剂。

【操作清单】

（一）操作前

评估：①患者痰鸣音、痰液性质、生命体征；②用物有效期及设备性能。

（二）操作中

1. 洗手，戴口罩。

2. 使用检查腕带、反问式查对的方法再次核对患者身份信息。

3. 人工鼻（HME）。

（1）若患者脱机无须气囊充气，充分清除气囊上滞留物后予气囊完全放气。

（2）将 HME 与人工气道相连，若需吸氧，则连接氧源。

（3）监测生命体征及氧合变化，询问患者主观感受。

4. 文丘里装置经加温湿化器吸氧。

（1）连接文丘里装置，湿化器与一次性管路。

（2）湿化器内加入灭菌注射用水。

（3）安装氧流量瓶，选择合适吸氧浓度与流量。

（4）通过气切面罩或 T 形管连接人工气道与一次性管路。

5. 机械通气患者应用主动加温湿化器。

（1）伺服型：管路内安装加热导丝。

（2）非伺服型：湿化罐内安装铝芯及湿化纸，温度器或温度探头连接于 Y 形接头吸气端。

（3）调节湿化器加热程度，将人工气道开口温度维持于 37℃。

（4）添加湿化水：①以一次性输液器连接 500 mL 灭菌注射用水向湿化罐内输注灭菌注射用水。②液面不得超过刻度最高限。③定时查看并及时添加湿化水。④每日更换一次性输液器并作标签记录更换时间。

（三）操作后

1. 监测：①患者主观感受，生命体征及氧合变化。②调整气道开口端温度。③痰液性质与量。④湿化效果。湿化罐，管路内是否有冷凝水及积水量。

2. 健康指导与评估：①及时评估患者湿化效果；②告知患者及家属注意事项。

【注意事项】

1. 湿化器温度过高，可以引起气道黏膜温度过高或烧伤，导致肺水肿和气道狭窄。

2. 如吸入气体没有加热，但呼吸道给予大量水分，会由于需要蒸发消耗热量导致体温下降，体液负荷增加，黏膜纤毛的清除功能减退及大量黏液需要清除，超过黏膜纤毛的清除能力。

3. 标准湿化量为 30 mg/L，吸入温度 33 ± 2℃。

4. 一旦有气道分泌物污染 HME，应立即更换，按医疗垃圾处理。湿化罐污染时，及时更换。

十二、纤维支气管镜检查护理配合技术

【操作目的】

1. 纤维支气管镜直视下活检或刷检、钳取异物、吸引或清除阻塞物。

2. 做纤维支气管灌洗和支气管肺泡灌洗、行细胞学或液性成分检查。

3. 纤维支气管镜可注入药物，或切除气管内腔的良性肿瘤。

【禁忌证】

1. 肺功能严重损害，重度低氧血症，不能耐受检查者。

2. 严重心功能不全、高血压或心律失常、频发心绞痛者。

3. 严重肝、肾功能不全，全身状态极度衰竭者。

4. 出、凝血机制严重障碍者。

5. 哮喘发作或大咯血者，近期上呼吸道感染或高热者。

6. 有主动脉瘤破裂危险者。

7. 对麻醉药物过敏，不能配合检查者。

【物品准备】

治疗单、生理盐水、输液器、止血带、留置针、无菌治疗巾、0.5% 碘附、各种型号注射器、吸引器、呼吸气囊、纤维支气管镜，利多卡因、芬太尼、咪达唑仑、阿托品、地西泮等药物，能配合纤维支气管镜使用的痰液收集装置、快速手消毒剂。

【操作清单】

（一）操作前

1. 患者准备：①向患者及家属说明检查目的、操作过程和配合注意事项；②按气管镜麻醉类型指导患者禁食、禁水，检查前排大、小便；③有义齿及时取下。

2. 术前评估：①患者对消毒剂、局麻药或术前用药是否过敏；②有无高血压史、心脏病病史，出血倾向、鼻息肉、鼻中隔偏曲、青光眼病等。

3. 物品准备：①备好吸引器和复苏设备；②建立静脉通路。

（二）操作中

1. 洗手，医务人员穿戴防护用具，包括隔离衣或防水围裙、防护口罩、护目镜和手套。

2. 使用检查腕带、反问式查对的方法再次核对患者身份信息。

3. 体位准备：取平卧位，不能平卧者可取坐位或半坐卧位。

4. 遵医嘱使用芬太尼、咪达唑仑、阿托品、地西泮等药物，经支气管镜滴入麻醉剂作黏膜表面麻醉。

5. 观察患者生命体征，异常时及时配合医生处理。

6. 根据需要配合医生做好吸引、灌洗、活检、治疗等相关操作，必要时留取标本送检。

（三）操作后

健康指导与评估：①病情观察。若为局部麻醉至少观察 30 min，若为全身麻醉至少观察 6 h，观察患者有无发热、胸痛、呼吸困难、咯血、声音嘶哑，以及分泌物颜色和特征。②局麻术后 2 h 禁食、禁水，全麻术后 6 h 禁食、禁水。③减少咽部刺激。术后数小时内避免谈话和咳嗽。

【注意事项】

1. 向患者及家属说明检查目的、操作过程和配合注意事项，检查中全身放松，有分泌物勿乱吐，不能耐受者举手示意，不可乱抓镜管。

2. 所有患者检查前须书面告知相关风险，并签署知情同意书。

3. 若无肠动力异常或梗阻，均需按要求禁食、禁水，局部麻醉患者术前禁食 4 h、禁水 2 h，全麻患者术前禁食 8 h、禁水 2 h，检查前排大、小便。

4. 检查前建立静脉通路，方便术中给予镇静及其他药物，并保留至术后恢复期结束。

5. 术前据医嘱告知患者停用氯吡格雷、替格瑞洛、阿司匹林、华法林等药物。

6. 术中监测患者的脉搏、血氧饱和度、心率、呼吸及血压，有条件可持续监测呼气末二氧化碳分压。当 SPO_2 绝对值下降 4%，或 $SPO_2 < 90\%$ 持续超过 1 min，提高吸氧浓度，必要时停止支气管镜操作，减少低氧相关损伤的发生。

7. 使用镇静剂的患者，应有人陪伴，24 h 内不要驾车。

8. 若咯血量多应及时告知医生。

9. 麻醉作用消失、咳嗽和呕吐反射恢复后可进温凉流质或半流质饮食。进食前试验小口喝水，无呛咳再进食。

10. 使用后的支气管镜及时清洗和消毒，并干燥悬挂储存。

第三节　呼吸监测技术操作

一、床旁动脉血气检测技术

【操作目的】

1. 动态判断患者通气和氧合状态。

2. 了解机体酸碱平衡。

3. 监测呼吸机治疗效果。

4. 为制订治疗方案和护理计划提供依据。

【禁忌证】

床旁动脉血气检测无绝对禁忌证，相对禁忌证如下。

1. 有出血倾向者。

2. 动脉炎或血栓形成者。

3. 穿刺局部有感染者。

4. 桡动脉穿刺前应进行 Allen's 试验，阳性者不应做穿刺。（Allen's 试验办法：术者用双手同时按压桡动脉和尺动脉；嘱患者反复用力握拳和张开手指 5～7 次至手掌变白；松开对尺动脉的压迫，继续保持压迫桡动脉，观察手掌颜色变化。若手掌颜色 5 s 之内迅速变红或恢复正常，即 Allen's 试验阴性，表明尺动脉和桡动脉间存在良好的侧支循环，可以行动脉穿刺；相反，若 5 s 后手掌颜色仍为苍白，即 Allen's 试验阳性，这表明手掌侧支循环不良，禁做介入，动脉、静脉内瘘等手术。）

【物品准备】

治疗盘内：0.5% 碘附、棉签、剪刀、专用动脉采血针、一次性无菌手套、一次性治疗巾、弯盘、医嘱单、动脉血气分析化验条码、快速手消毒剂。

【操作清单】

（一）操作前

评估：①患者病情，体温、呼吸状态，呼吸支持参数（氧浓度）、穿刺部位、配合程度；②患者 Allen's 试验结果；③用物有效期。

（二）操作中

1. 洗手、戴口罩。

2. 使用检查腕带或反问式查对核对患者身份信息，扫描确认化验条码信息与患者一致。

3. 协助患者取舒适卧位，暴露穿刺部位。

4. 严格无菌操作原则，皮肤消毒直径 8～10 cm，待干；检查动脉采血针并剪开开口端，戴无菌手套。

5. 右手持采血针针筒顶端将其取出，不可触及除顶端以外的部分。保证左手食指和中指无菌；取一根干棉签夹在左手小拇指和无名指上。

6. 右手取下针帽，将采血器活塞推至 0 mL，后回抽至 1.6 mL。左手食指和中指摸桡动脉搏动，右手持针沿动脉走向在搏动最强处垂直进针或在下方以 45°角进针，见回血后停住，动脉会将血液顶入针筒内，采血 1.6 mL。

7. 取到所需血量后左手用棉签在穿刺点上方按压，右手拔针，指导患者及家属正确按压。

8. 排气（若有气泡），注明采集时间、患者体温、吸入氧浓度（使用呼吸机患者注明呼吸机参数）。

9. 再次核对，标本核对无误后，贴化验条码于采血针上。

10. 采血后应在 30 min 内完成检测，如进行乳酸检测，须在 15 min 内完成检测。

（三）操作后

健康指导与评估：①穿刺点用干燥无菌纱布或棉签按压 3～5 min，并观察出血是否停止，压迫穿刺点的力度应适中，做到伤口既不渗血，动脉血流又保持通畅，压迫时以指腹处有动脉搏动感为宜，避免形成血栓或栓塞；②观察患者呼吸情况，追踪化验结果；③告知患者及家属注意事项。

【注意事项】

1. 采血前向患者耐心解释，缓解患者紧张情绪，提高穿刺成功率；操作过程中动作轻柔，操作熟练；严格无菌操作原则，预防感染，消毒直径 8～10 cm。

2. 穿刺前，应评估患者的血小板计数/凝血分析结果，是否使用抗凝药物等。拔针后立即用干燥无菌纱布或棉签按压 3～5 min，并检查出血是否停止，避免使用加压包扎代替按压止血，以免形成血肿。

3. 若患者饮热水、洗澡、运动，应休息 30 min 后再取血。

4. 若患者给氧方式发生改变，应在采血前等待 20～30 min，以达到稳定状态，保证检测结果的准确性。

5. 推荐的进针角度：桡动脉 30°～45°，肱动脉 45°，足背动脉 15°，股动脉 90°，头皮动脉 20°～30°。

6. 采血器具的选择：推荐使用含有冻肝素盐或其他稳定肝素衍生物抗凝剂的专用动脉采血器具，不推荐使用肝素作为抗凝剂。

7. 采血方法：为避免误采静脉血或动脉、静脉混合血，应提高采血技能，尽量避免经股动脉采血（股动脉与股静脉伴行）。为减少气泡产生，在患者血管条件允许的情况下，应尽量避免抽拉注射器针栓，借助动脉压使血液自动充盈，避免气泡进入血标本。为避免血液稀释，通过动脉导管取血时，应在去除 3 倍导管无效腔体积的液体后，再进行动脉血标本采集。

8. 采血后标本处理：若采血过程中引入气泡，应第一时间充分排气，并立即封闭动脉采血器，使血液与抗凝剂充分混匀，避免血液样本凝固或产生微小凝块，影响检测结果。抗凝混匀过程应轻柔，避免发生溶血。

9. 标本运送与接收：采血后应立即送检，并在 30 min 内完成检测；如进行乳酸检测，须在 15 min 内完成检测。如无法在采血后 30 min 内完成检测，应将血标本在 0 ~ 4℃低温保存，且避免标本与冰直接接触，以免导致溶血。在运送过程中，应避免使用气动传送装置，避免剧烈振荡导致血标本溶血，以及 PCO_2 等检测值不准确。

10. 为减少职业暴露，采血人员应戴乳胶手套，为避免针刺伤，推荐使用安全采血装置，禁止回套针帽。

二、呼吸末二氧化碳（ETCO$_2$）监测技术

【操作目的】

1. 可以用来反映肺的气体交换状况、通气血流分布情况及循环状态等指标。

2. 临床上通过测定 $ETCO_2$ 反映 $PaCO_2$ 的变化，以监测患者的通气功能。

【禁忌证】

如果监测所获得的数据是用于评估和分析患者的临床状况，患者应用呼吸末二氧化碳监测并无绝对禁忌证。

【物品准备】

描记仪或监测仪主机及配件（如气道适配器、采样管，视仪器而定），仪器应按照操作手册的建议进行校准。

【操作清单】

（一）操作前

评估：①患者呼吸状态，氧合情况、配合程度；②用物有效期及设备性能（旁流式）。

（二）操作中

1. 洗手、戴口罩、手套。

2. 使用检查腕带及反问式查对的方法核对患者身份信息。

3. 连接：①主流式。直接将 CO_2 传感器放置在患者呼吸管路导管中，直接对呼吸气体中的 CO_2 进行浓度转换，然后将电信号送入监护仪进行分析处理得到 CO_2 值。②旁流／微

流式。配置一个泵，通过采样管将患者的呼出气体抽出来，由内置的监护仪内的 CO_2 传感器及 CO_2 模块对其进行分析与测量，既能用于插管患者也能用于非插管患者。

4.传感器进行校零，观察监测波形，读取数值。

（三）操作后

1.记录数值，单位为 mmHg 或浓度百分比。

2.健康指导与评估：①观察患者呼吸、意识、氧合指数；②告知患者及家属注意事项。

【注意事项】

1.CO_2 传感器预热到工作温度方可进行测量，否则测量的准确度会有轻微的降低。

2.为保证测量的准确性，消除测量过程中基线漂移对结果的影响需进行校零，在主流监测过程中，当更换适配器或传感器重新与 CO_2 模块连接时需要对传感器进行校零，校零前注意要先将传感器与患者管路断开。

3.对于旁流/微流 CO_2 模块一般不需要进行日常校验，但每年或测量数值偏差较大时务必进行校验。

4.采用旁流方式测量 CO_2 时，应定期检查水槽，防止因水滴或水槽中过滤材料的失效而引起管路堵塞，最好 1 个月更换 1 次水槽。

三、自主呼吸 SBT 试验技术（PSV 法）

【操作目的】

1.测试有创机械通气患者的自主呼吸能力。

2.判断有创机械通气患者能否成功撤机。

3.指导拔管后患者呼吸支持方式。

【禁忌证】

1.无自主呼吸。

2.血流动力学不稳定患者。

【物品准备】

专用动脉采血针、一次性无菌手套、一次性治疗巾、治疗盘、锐器盒、SBT 评估表。

【操作清单】

（一）操作前

评估如下内容。

1.患者有创机械通气＞ 24 h。

2.患者试验前评估（9 条标准）：①原发病得到控制；②氧合状况良好；③血流动力

学稳定；④有较强的自主呼吸及咳嗽能力；⑤无高热；⑥无明显酸中毒；⑦血红蛋白水平 ≥ 8 g/dL；⑧精神状态良好；⑨代谢状态稳定。

3. 动脉血气结果。

（二）操作中

1. 由管床医生调节呼吸机参数（将呼吸机调为 PSV 模式，选择 5 ～ 7 cmH₂O 压力，PEEP 5 cmH₂O，FiO₂ 不变），配合管床医生进行 SBT 安全性筛查，进行 3 min 自主呼吸试验，并观察 VT、RR 的变化。

2. 3 min 自主呼吸通过后，继续自主呼吸 30 min。

3. 自主试验过程中，护士持续评估患者是否有 SBT 不耐受。

（三）操作后

1. 自主呼吸试验结束后遵医嘱复查动脉血气。

2. SBT 成功，暂时返回原有通气模式，下一步配合医生进行撤机、拔管。

3. 若 SBT 失败，终止试验，遵医嘱给予充分通气支持，积极查找失败原因。原因纠正后，SBT 应每 24 h 进行 1 次。

4. 完成自主呼吸试验（SBT）评估表。

5. 健康指导与评估：①观察患者生命体征及有无呼吸困难、出汗、烦躁、焦虑、嗜睡、昏迷、躁动等不适表现；②告知患者及家属注意事项。

【注意事项】

1. 根据患者病情，选择合适的自主呼吸试验方式：T 管试验、低水平 CPAP、低水平 PSV。

2. 3 min 自主呼吸或整个实验过程中患者出现不耐受情况，应立即终止试验。

3. SBT 不耐受标准：①临床症状。躁动或焦虑、精神状态恶化、大汗、发绀、出现过度呼吸用力表现（辅助呼吸肌过度运动、呼吸窘迫症状体征、呼吸困难）。②客观监测指标。a. 气体交换功能改变（参考指标：$PaO_2 \leq 50 ～ 60$ mmHg，$FiO_2 \geq 50\%$ 或 $SaO_2 < 90\%$；$PaCO_2 > 50$ mmHg 或增加幅度 > 8 mmHg；pH < 7.32，或 pH 降低幅度 ≥ 0.07）。b. 血流动力学状态改变（参考指标：HR > 140 次 / min，或增幅 $\geq 20\%$；收缩压 > 180 mmHg，或增幅 $\geq 20\%$；舒张压 < 90 mmHg；心律失常）。c. 呼吸型式改变（参考指标：f/VT > 105 次 /（min·L）；RR ≥ 35 次 / min，或增幅 $\geq 50\%$）。

四、振动排痰机使用技术

【操作目的】

1. 促进分泌物及痰液排出。

2. 缓解支气管平滑肌痉挛。

3. 消除水肿，减轻阻塞。

4. 提高血氧浓度。

【禁忌证】

1. 胸部接触部位皮肤及皮下感染。

2. 胸部肿瘤（包括肋骨、脊柱肿瘤）及血管畸形。

3. 肺结核、气胸、胸腔积液及胸壁疾病；未局限的肺脓肿。

4. 出血性疾病或凝血机制异常有发生出血倾向的肺部血栓；肺出血及咯血。

5. 不能耐受震动的患者。

6. 心脏内有附壁血栓。

7. 急性心肌梗死、房颤。

【物品准备】

振动排痰机、一次性叩击头保护套。

【操作清单】

（一）操作前

评估：①患者的年龄、病情、意识状态、合作程度；②肺部情况（X 胸片、听诊双肺呼吸音，以判断治疗的频率及重点治疗部位）；③解释操作目的，可能带来的不适等，取得配合；④仪器性能。

（二）操作中

1. 洗手，戴口罩。

2. 使用检查腕带、反问式查对的方法再次核对。

3. 协助患者取坐位或侧卧位（如有困难可以平卧或俯卧）。

4. 根据患者情况选择并连接合适的叩击头，叩击头外套一次性保护套，接通电源。

5. 根据所需要的治疗强度选择振动排痰机振动频率及治疗时间，一般情况下治疗频率从 15 CPS 开始（在 15 ～ 35 CPS 范围），治疗时间一般 10 ～ 15 min，设置完成后点击"开始"。

6. 叩击头紧贴患者皮肤，按由下而上，自外向内，先后背再前胸的顺序缓慢移动叩击头，每个部位持续约 30 s。在肺下叶及重点感染部位，可适当延长叩击时间，同时加大压力及频率，促进痰液排出。

7. 操作后指导患者进行深呼吸及有效咳痰，必要时吸痰。

（三）操作中

健康指导与评估：①观察患者反应（有无心慌、胸闷、气促、疼痛）；②告知患者及家属注意事项。

【注意事项】

1. 避免振动创伤或手术部位，切勿直接在骨突处（锁骨、椎骨）上进行叩击。

2. 为避免交叉感染，叩击头外罩应用一次性保护套套，一人一换。排痰仪需定期进行清洁保养。

3. 每次操作应选择在患者餐前 1～2 h 或餐后 2 h 或停止鼻饲 1 h 后进行，治疗前进行雾化吸入效果更好。

4. 使用过程中随时询问及观察患者，如不能耐受或操作部位出现出血点或皮肤瘀斑应及时终止治疗，并通知医生。

5. 叩击时每个部位叩击 30 s 左右，由一侧至另一侧、由肺底至肺尖、由肺外侧至肺内侧实施缓慢振动叩击，不要快速、随意移动，以免影响治疗效果。叩击时遵循从外向内、从下向上原则，震动时避开肾区以及手术切口 10 cm。

6. 治疗时间及设置频率需根据患者年龄、病情及耐受程度调节，遵循循序渐进原则，如有特殊情况需遵医嘱执行。

7. 对于无自主呼吸能力及昏迷的患者，操作中随时观察患者的反应，及时吸痰。

第二章
循环系统监测与支持技术操作

第一节　循环支持技术操作

一、主动脉内球囊反搏护理配合技术

【操作目的】

1. 通过与心动周期同步充放气，辅助循环。

2. 增加冠状动脉血流灌注，使心肌供血增加。

3. 降低心脏后负荷、左心室舒张末期容积和室壁张力，减少心脏做功及心肌耗氧，增加心排血量。

【禁忌证】

1. 重度主动脉瓣关闭不全。

2. 主动脉夹层动脉瘤或胸主动脉瘤。

3. 脑出血或不可逆的脑损害。

4. 严重的主动脉或髂动脉梗阻性病变。

5. 凝血功能异常。

6. 心脏畸形矫治不满意。

7. 疾病终末期。

【物品准备】

IABP 机器及机器用氦气、IABP 导管、穿刺包、压力传感器、肝素生理盐水（生理盐水 500 mL + 肝素钠 5000U）、加压袋（保持压力 300 mmHg）、0.5% 碘附 / 75% 乙醇、无菌手套、局麻药（1% 利多卡因）、注射器（5 mL、10 mL）、无菌洞巾及无菌单、锐器盒、记录笔、生活垃圾桶、医疗垃圾桶、快速手消毒剂、医嘱单。

【操作清单】

（一）操作前

评估：①患者病情及配合程度；②触摸双侧足背动脉、股动脉搏动情况并做标记，听诊股动脉区有无血管杂音；③股动脉穿刺术区备皮情况；④置管用物有效期及设备性能。

（二）操作中

1. 洗手，戴口罩。

2. 使用检查腕带、反问式查对的方法核对患者身份信息。

3. 记录 IABP 置入前患者生命体征、心律、心排出量、心脏指数等指标。

4. 维持静脉通路通畅，遵医嘱给予镇静、抗血小板聚集药物。

5. 置管过程中，准确传递医生所需器械。

6. 置管成功后，协助医生连接 IABP（配合医生连接压力套组 –IABP 导管预冲肝素盐水 – 连接安全电源 – 打开电源及 IABP 开关 – 打开氦气瓶 – 检查氦气压 – 将 IABP 外部心电图信号线连接监护仪或除颤器以获取心电信息 – 动脉压力套组连接至 IABP 机上，观察屏幕动脉血压波形，配合医生校对"零点"、连接氦气导管、检查连接无误）。

7. 置管和连接管路过程中严密监护患者的意识、血压、心律、心率、呼吸等变化，如有病情变化，及时告知医生，协助处理。

8. IABP 启动后观察反搏波形并做好相关记录。

9. 协助患者拍摄胸片确认导管尖端位置，确定位置后协助医生缝线固定、贴膜保护并注明置管日期。

（三）操作后

1. 记录置管时间、建立管路评估单，做好 IABP 的监测及管理记录。

2. 健康指导与评估：①评估 IABP 使用效果（血压、心率、心律、心排血量等）；②告知患者置管期间需卧床休息，术肢伸直，避免屈曲，给予心理护理，缓解焦虑。

【注意事项】

1. 休息与体位：患者需卧床休息，术侧肢体制动，大腿侧肢体弯曲不应超过 30°，患者体位取平卧位或床头抬高 ≤ 30°，每 2 h 翻身 1 次，保持置管侧肢体功能位。

2. 保持管路通畅：每小时使用肝素盐水（生理盐水 500 mL+ 肝素钠 5000U）冲洗测压管，避免导管扭曲、折叠、移位、脱出。

3. 妥善固定导管：每小时观察尿量及其性质，如出现尿量突然锐减（< 30 mL/h）、血尿等需立即告知医生，评估是否为导管移位。

4. 下肢活动：协助患者早期进行双下肢的功能锻炼，对没有禁忌证的患者，用下肢体疗仪进行体疗或肢体被动活动，每 4 ～ 6h/ 次，对肢体末梢给予保暖。

5. 并发症观察及护理：①下肢动脉缺血和血栓。24 h 内每小时（24 h 后每 4 h）双手同时检测患者双侧肢体温度、肌张力及足背动脉搏动情况及皮色、肢体感觉，出现下肢麻木、温度降低、皮肤苍白、动脉搏动减弱或消失，提示可能发生下肢缺血或血栓，需配合医生完善相关检查和处理，严重时协助撤出 IABP 球囊导管。②主动脉破裂。每小时监测并记录血压、心率、心律、体温、意识状态等指标变化，关注实验室检查结果。如出现持续撕裂样胸痛、血压、脉搏不稳定甚至休克，一旦发生须立即停止反搏，配合医生撤出导管和抢救。③感染。每 4 h 监测并记录体温，发生明显寒战、高热等感染征象时，遵嘱进行血培养、痰培养检测和用药。④出血、血肿。每小时评估并记录导管置入处的伤口及足背动脉搏动情况，如有出血或血肿时，需及时更换敷料，或协助医生加压包扎止血。⑤球囊破裂。每小时监测并记录主动脉内球囊反搏图形、反搏压的变化，如反搏压进行性下降或反搏波消失，氦气管路内发现血液，提示气囊破裂，应立即停止反搏，并及时通知医生更换气囊导管。

6. 主动脉内球囊反搏相关报警处理说明（表 2-1）。

表 2-1　主动脉内球囊反搏相关报警说明

报警类型		可能原因	护理相关操作
无有效触发报警	无触发信号	（1）由于电极分离或电缆／导联连接不好，导致没有心电图信号	接上或重新布置电极，检查并确保所有的电缆／导联连接正常
		（2）用于进行压力触发的患者脉搏压力不够	用肝素盐水冲洗管路
		（3）没有出现动脉压力波形	检查并确保传感器无泄漏，所有的传感器电缆连接正常
	不规律触发	（1）触发信号干扰	带屏蔽的电源（地线），使用抗干扰线
		（2）心律不稳定／心动过速	请示医生，纠正心律／换触发方式
导管相关报警	导管位置不当	（1）导管扭曲、打折	检查导管状况和患者的体位
		（2）导管脱开	紧密连接管路
	导管环路泄露	在环路内检测到气体增益	确保管路连接，告知医生
	自动充气故障	无氦气	更换氦气瓶
	检测到血液	球囊破裂	立即停止 IABP 机，告知医生，撤除导管

7. 患者血流动力学稳定后，应尽早拔除 IABP。撤除指标：血流动力学稳定，心排血量指数 > 2.5 L /（m^2 · min），平均动脉 > 80 mmHg，意识清楚，末梢循环良好，尿量 > 1 mL /（kg · h）；多巴胺用量 < 5 μg/（kg · min），且依赖性小，药物减量对血流动力学影响小；心电图无心律失常或心肌缺血的表现；血气正常。

8. IABP 撤除时的护理配合：①备齐用物，协助医生停 IABP 机；②拔除 IABP 导管时，协助留取 IABP 尖端标本；③穿刺点上方（近心端方向）压迫止血 30 min，观察评估下肢及切口情况；④将撤除的导管和鞘管毁形置于医用垃圾袋；⑤整理机器，使其处于备用状态。

二、体外膜肺氧合护理配合技术

【操作目的】

1. 保障组织灌注，改善微循环。

2. 等待心肺功能恢复。

3. 等待心肺移植。

4. 供体捐献。

【禁忌证】

1）V-V 模式

（1）不可恢复性中枢神经系统损伤。

（2）严重慢性肺疾患。

（3）伴有重度预后不良性疾患（如终末期癌症）。

（4）免疫抑制性疾患。

（5）多器官功能衰竭。

（6）颅内出血 > Ⅱ级。

2）V-A 模式

（1）慢性器官功能不全。

（2）肝衰竭：门静脉高压、肝硬化为绝对禁忌证。

（3）年龄 > 70 岁为相对禁忌证。

【物品准备】

ECMO 主机，手动离心泵、UPS 电源、水箱、彩色多普勒（超声）、ACT 机、预充套包、0.9% 氯化钠注射液 1000 mL、无菌管钳、穿刺针，鞘管、导丝、微创扩张引流套件、动脉导管、静脉导管、手术衣、无菌铺巾包、血管切开包，换药包、缝合包、缝线、75% 乙醇、2% 氯己定消毒液、耦合剂等。

【操作清单】

（一）操作前

评估：①患者病情、穿刺部位、血管条件、配合程度；②用物有效期和设备性能。

（二）操作中（ECMO 预充）

1. 洗手，戴口罩、帽子、手套。

2. 使用检查腕带、反问式查对方式核对患者身份信息。

3. 患者准备：取平卧位，穿刺部位下方铺清洁垫巾，穿刺部位备皮。对骶尾部和骨突处皮肤进行减压保护。

4. 打开 ECMO 套包，检查各部分是否完好，整理管路确保各接口、密封帽、三通连接紧密，去除保护帽，将导管和泵头连接紧密，并用扎带双固定，在氧合器前后连接三通或单腔输液接头。

5. 0.9% 氯化钠注射液 1 000 mL 接连接管并排气，将连接管接在管路泵头前第一个三通处，再将第二个三通接排气管后与 0.9% 氯化钠注射液 1 000 mL 另一接口相连，两个三通之间管路用管钳夹闭。

6. 将氧合器固定在机器专用卡座处，去除排气孔上密封帽，将氧气管一端与氧合器进气口相连，另一端连接空氧混合器接头，打开第一个三通使 0.9% 氯化钠注射液随重力流入管路内，保证管路泵头内不能有气泡。

7. ECMO 机器连接气源，连接电源打开主开关，调节模式，按下管钳夹闭标识，旋转转速调节至 0 转 /min，长按"0"键 3s 归零，按报警消音键。

8. 涂抹耦合剂，将泵头安全卡在驱动泵上，关闭保护盖，调节转速 1 000 转 /min，0.9% 氯化钠注射液到达第二个三通时将排气孔关闭，使 0.9% 氯化钠注射液回流至液袋内。排出管钳前后管路内气体，再次查看氧合器和管路，确保无气泡（轻轻拍打氧合器和管路）。

9. 将两个三通管路端关闭，松开管钳，调节转速 3 000 转 /min、气流量 3 ～ 5 L/min、氧浓度 100% 运行 3 min，再次确认管路和氧合器内无气泡，密封帽密封排气孔。撤去预充 0.9% 氯化钠注射液，三通处接肝素帽。将转速调至 1 000 转 /min 以下，用管钳在氧合器前、后分别夹闭管路，连接水箱，调整合适温度（36 ～ 37℃）。

（三）操作中（上机）

1. 查对患者腕带进行身份核查。

2. 置管成功后将管路无菌包装盒打开，使用无菌管钳夹闭动脉、静脉两端，使用无菌剪刀剪断管路并分别与患者穿刺后动脉、静脉管路连接，确保无气泡进入。

3. 医生松开管路动脉、静脉端管钳后，护士缓慢松开氧合器前、后管钳。同时缓慢调节血流量转速达到 1.5 ～ 2.0 L/min，密切监测患者心率、血压，无异常后逐渐调节血流量转速升至目标量：新生儿 150 mL/（kg·min）；儿童 70 ～ 100 mL/（kg·min）；成人 50 ～ 75 mL/（kg·min）。

4. 接口处用扎带进行双固定确保管路连接紧密。

（四）操作后

1. 根据医嘱调节 ECMO 各项参数，检查仪器运行是否正常、管路是否牵拉打折。

2. 记录治疗方式、开始的时间及患者情况，同时监测机器运行情况。

【注意事项】

1）ECMO 上机前的注意事项

（1）用物准备齐全。

（2）做好患者穿刺部位、血管评估和家属解释工作。

（3）皮肤消毒前使用 75% 乙醇清洁局部皮肤，清除皮肤角质层和汗渍；使用 2% 氯己定消毒皮肤，范围在直径 15 cm 以上。

（4）医护配合默契，严格无菌操作。

2）预充管路注意事项

（1）检查管路有效期和包装，严格无菌操作双扎带固定，连接紧密。

（2）确保管路内无气泡。

（3）ECMO 主机、UPS 电源性能良好，确保转运或检查过程中电量充足。

（4）手摇驱动泵性能良好，位置合适，固定牢固。

（5）空氧混合器、水箱性能良好，各物品摆放合理。

三、临时起搏器使用技术

【操作目的】

治疗某些心律失常所致的心脏功能障碍。

【禁忌证】

无绝对禁忌证。

【物品准备】

静脉切开包、临时起搏导管、插入鞘、局麻药、肝素盐水、临时起搏器及相应电池、手套、治疗巾、无菌治疗碗、消毒液、棉签、纱布、透明敷料、注射器数个、锐器盒、急救药械、记录笔、生活垃圾桶、医疗垃圾桶、快速手消毒剂、医嘱单。

【操作清单】

（一）操作前

1. 评估：①患者病情及配合程度；②患者穿刺部位皮肤（锁骨下静脉、股静脉或右颈内静脉）及备皮情况；③用物有效期、设备性能。

2. 完善心电图、胸片等检查，必要时做好抗生素皮试，建立静脉通路。

（二）操作中

1. 洗手，戴口罩。

2. 使用检查腕带、反问式查对的方法核对患者身份信息。

3. 体位准备：协助患者去枕仰卧，靠近床沿。

4. 协助医生定位、消毒皮肤、戴无菌手套、铺巾及局部麻醉，严格无菌操作。

5. 协助医生打开静脉切开包、穿刺血管、冲洗鞘管、肝素盐水倒入诊疗碗，打开临时起搏导管，植入电极导管，连接脉冲发生器（注意正负极）。

6. 植入起搏器过程中，严密监测患者心率、心律、血压、意识等变化，如有异常立即告知医生并协助处理。

7. 设置起搏器灵敏度（1～3 mV）、电压（心室起搏要求电流3～5 mA，电压3～6 V）及频率（比自身心率高10～20次/min，一般60～80次/min）等参数。

8. 协助固定导管，加压包扎穿刺点。

（三）操作后

1. 记录穿刺时间、各种参数、标记导管外露长度等，妥善放置起搏器及电极线。

2. 健康指导与评估：①持续心电监测，观察起搏器起搏与感知功能，有异常及时告知医生，协助处理；②告知患者及家属注意事项。

【注意事项】

1. 选择合适静脉：预留时间较长者，宜选择锁骨下静脉和颈内静脉，便于患者下肢活动，避免下肢静脉血栓形成。

2. 留置时间：一般1～2周，最长不超过1个月。

3. 休息与活动：术后取平卧位或略向左侧卧位，极度不适者可抬高床头30°～60°，术侧肢体不宜过度活动。如为股静脉路径需绝对卧床，术侧肢体避免屈曲或活动过度；如锁骨下静脉路径，术侧肢体需尽量避免用力过度和大幅度动作，如外展、上举。避免用力咳嗽，如有咳嗽症状需尽早应用镇咳药。

4. 电池：每日检查起搏器电池状态，备好备用电池，低电压时及时更换，换电池时间控制在15 s。

5. 伤口护理：起搏器电极导管植入部位需每天换药，换药时观察伤口有无渗血、红、肿、局部疼痛、皮肤变暗发紫、波动感等，及时发现和处理伤口出血、感染等并发症。

6. 监测：术后描记12导联心电图，进行心电监护，监测脉搏、心率、心律、心电及患者自觉症状，及时发现并协助处理电极导线移位或起搏器起搏、感知障碍。

7. 用药：遵嘱予抗感染等治疗。

8. 避免接触强磁场和高电压的场所（如核磁室、变电站等），拨打或使用电话时使用对侧，移动电话放置在远离起搏器至少15 cm的位置，如接触某种环境或电器后出现胸闷、头晕等不适，立即离开现场或避免使用该种电器。

9. 安装临时起搏器后并发症的观察及处理见表2-2。

表 2-2　安装临时起搏器后并发症的观察及处理

并发症	表现	处理
导管移位	间歇性起搏或不起搏	在透视下重新调整电极导线位置
阈值增高	间歇性起搏或不起搏	提高输出电压，若无效，则重新调整电极导线位置或从其他血管途径再次置入新的临时起搏导线
膈肌刺激	患者可觉腹部跳动感或引起顽固性呃逆（打嗝）	将导管退出少许，症状消失即可
气胸	出现胸闷、刺激性咳嗽，透视提示少量气胸（肺压缩不到10%）	卧床休息、吸氧后症状缓解
下肢静脉血栓	术侧下肢疼痛、肿胀和活动受限，下肢水肿，术侧下肢股静脉彩超示血栓样低回声	临时起搏器需放置时间较长或高凝状态的患者，应选锁骨下静脉或颈内静脉穿刺，便于患者早期下肢活动；尽可能缩短临时起搏时间；术后服用小剂量阿司匹林预防血栓形成，必要时予低分子肝素抗凝治疗
心肌穿孔	出现胸痛、腹痛等症状，X线影像显示电极导线向前移位，提示电极导线穿孔，心脏超声检查无心包积液	在X线和心电监测下渐退导管，重新调整电极导线位置，同时做好心包穿刺甚至手术修补的准备

第二节　循环监测技术操作

一、心电监测仪使用技术

【操作目的】

监测患者心率、血压、脉搏、呼吸等生命体征参数变化，为病情诊断及治疗提供参考依据。

【禁忌证】

无禁忌证。

【物品准备】

心电监护仪、导联线、电极片、肥皂水、纱布或毛巾、医嘱单、记录笔、生活垃圾桶、医疗垃圾桶、快速手消毒液、备皮盒、指甲剪。

【操作清单】

（一）操作前

评估：①患者病情及配合程度；②患者胸部皮肤、肢体及指甲等；③用物有效期、设备性能。

（二）操作中

1. 洗手，戴口罩。

2. 使用检查腕带、反问式查对的方法核对患者身份信息。

3. 根据病情协助患者取舒适卧位，拉窗帘。

4. 连接电源线，开机，将电极片连接至监护仪导联线上。

5. 输入患者信息，暴露患者胸部皮肤。

6. 用肥皂水清洗局部皮肤后用毛巾或纱布擦拭，使皮肤保持清洁干燥；不可用乙醇溶液擦拭皮肤；剪掉粘贴电极片部位过多的毛发，保证电极及探头与皮肤表面接触良好。

7. 粘贴电极片于患者胸部正确位置，避开伤口、破损、感染及除颤等部位（RA：右锁骨中线第一肋间；LA：左锁骨中线第一肋间；RL：右锁骨中线剑突水平处；LL：左锁骨中线剑突水平处；V：胸管左缘第四肋间）。

8. 选择导联，保证监测波形清晰，无干扰。

9. 将血压袖带绑好，按下测血压按键，测量完毕后，取下袖带，妥善放置。若需要长期监测血压者，血压计袖带不取下，设置监测间隔时间，当对血压监测数值有疑问时应手工测量。

10. 将血氧探头正确安放于患者手指或足趾。若需要长期监测血压者，血氧探头与血压袖带不得安放于同侧肢体。

11. 将体温探头放置于患者腋下，并协助患者屈臂过胸，确保探头皮肤接触面紧贴腋下皮肤。

（三）操作后

1. 设置相应合理的报警界限，不能关闭报警声音。

2. 健康指导与评估：①定时巡视，记录患者各项生命体征，如有异常及时复测并告知医生；②告知患者及家属注意事项。

【注意事项】

1. 监测：密切观察并记录患者的各项生命体征及心电图的波形变化，发现异常及时报告医生。定时回顾患者24 h心电监测情况，必要时记录。

2. 电极片：粘贴电极片时，注意预留除颤的空间，以免影响电击除颤时电极板的放置。建议每天更换电极片，并评估导线的完整性或使用一次性导线，对于皮肤脆弱的患者可适当减少更换电极片的次数，防止皮肤过敏和溃烂。

3. 报警和故障：根据患者病情正确设置报警限，并保持报警系统始终处于开启状态，出现报警和故障提示时应查明原因及时处理。

4. 患者及家属配合：告知患者和家属不能自行移动或摘除电极片、血氧探头、体温探头，不能关闭报警声音等，勿在监护仪旁放置水杯、手机等可能损坏或干扰心电监测仪的物品。指导患者及家属学会观察电极片周围皮肤情况，如有痒痛感及时告知医护人员。

5. 血压袖带：需长期监测血压者，应定时更换检测部位和松解袖带，避免频繁充气对肢体血液循环造成影响和不适感。

6. 血氧饱和度：受患者监测位置、活动状态、指甲油、肤色及外界光线等因素影响，建议在患者四肢上使用血氧饱和度探头，不要在耳朵上使用。同时应注意观察血氧监测部位皮肤和指甲情况，每 2 h 更换监测部位 1 次，以免形成医疗器械相关性损伤。血压袖带与血氧饱和度指套不宜在同一肢体，以免因测血压反复充气影响氧饱和度监测的准确性。

7. 躁动者：应当固定好电极和导线，并根据需要签署保护性约束告知书，给予患者恰当保护性约束措施，避免电极脱位以及导线打折缠绕。

二、心电监护仪报警值设置技术

【操作目的】

1. 提示医护人员及时检查和干预。

2. 避免报警频率过高、错误报警干扰等问题影响医护人员工作效率，甚至产生报警疲劳，对报警敏感性降低。

3. 设置适当的心电监护报警参数范围可确保患者安全。

【禁忌证】

无禁忌证。

【物品准备】

心电监护仪、使用心电监护的患者、快速手消毒剂。

【操作清单】

（一）操作前

评估：①患者生命体征参数；②心电监护仪的导线、电极片等连接正确，各部件完好、无损。

（二）操作中

1. 洗手，戴口罩。

2. 使用检查腕带、反问式查对的方法核对患者身份信息。

3. 对心率、血压在正常范围的患者，心率和血压（收缩压或舒张压）的报警按正常值的上下阈值来设置报警限值，心率的下限为 60 次 /min、上限为 100 次 /min；血压的下限为 80 mmHg、上限为 130 mmHg。

4. 对心率、血压在异常范围的患者，报警参数设置：在遵循医嘱的前提下，心率和 / 或血压（收缩压或舒张压）高于正常上限标准的患者，心率和 / 或血压（收缩压或舒张压）的报警上限设置为 +5% ～ +10%，报警下限为 –20% ～ –30%；心率和 / 或血压（收缩压或舒张压）低于正常下限标准的患者，心率和 / 或血压（收缩压或舒张压）的报警上限设置为 +20% ～ +30%，报警下限为 –5% ～ –10%。

5. 对特殊患者（如主动脉夹层、高血压急症、病窦综合征、脑梗死等）由于病情和治疗的需要，对心率、血压的控制范围有特殊的要求，因此报警参数应严格按照医生的建议设置。

6. 血氧饱和度报警值 ≥ 95%。

7. 打开报警开关。

（三）操作后

1. 每班交接班及患者出现病情变化，都要查看或重新设置报警参数、开 / 关状态等，出现报警和故障时及时告知医生和处理。

2. 健康指导与评估：①评估报警参数设置的合理性，动态调整；②告知患者及家属注意事项。

【注意事项】

1. 护士需提高对仪器报警的敏感性，不能忽视或关闭报警，出现报警时，医护人员需及时查看并处理。

2. 指导患者及家属不能关闭报警开关和更改报警界值，必要时及时通知医护人员。

三、心电监护仪报警处理技术

【操作目的】

正确处理心电监护报警，确保患者安全。

【禁忌证】

无禁忌证。

【物品准备】

使用心电监护仪的患者。

【操作清单】

（一）操作前

评估：①患者病情及配合程度；②患者胸部皮肤、肢体及指甲等；③心电监测仪、导联线及连接、报警设置等。

（二）操作中

1. 识别报警类型和级别。

2. 检查患者、仪器设备、环境等，排除可能导致报警的干扰因素：患者体位及血压计袖带的松紧度、位置、有无漏气、脱落等，是否使用血管活性药物，各导线有无扭曲、打折、脱落等。

3. 复测，判断报警原因：①患者病情变化。立即通知医生协助处理。②仪器设备问题。排除故障，无法排除故障时及时更换仪器设备，将故障的设备报修。

（三）操作后

1. 观察报警有无解除，如持续报警者须按照上述程序继续处理和观察。

2. 健康指导与评估：告知患者及家属注意事项，如体位、不可私自取下和损坏监测设备、不可关闭报警等。

【注意事项】

出现报警时正确识别和及时处理报警，不能忽视或关闭报警。

四、中心静脉压监测技术

【操作目的】

1. 了解患者有效循环血容量和心功能状态。

2. 在一定条件下正确反应心脏前负荷。

3. 与其他血流动力学监测参数联合应用可更真实反映患者的血流动力学状态。

4. 疾病的治疗和转归提供参考依据。

【禁忌证】

无禁忌证。

【物品准备】

治疗盘、0.5% 碘附 /75% 乙醇、棉签、三联瓶架、剪刀、弯盘、无菌治疗巾、10 mL 注射器，生理盐水 250 mL、医嘱单、快速手消毒剂、医用垃圾桶、生活垃圾桶、锐器盒。

标尺测压法：备测压标尺、输液架、输液器、三通。

传感器测压法：备压力传感器、加压输液袋、肝素盐水（生理盐水 500 mL+ 肝素钠 2500 U）、多功能监护仪。

【操作清单】

（一）操作前

评估：①患者病情及配合程度；②中心静脉通路是否通畅、置管深度、穿刺部位皮肤；③用物有效期、设备性能。

（二）操作中

1. 洗手，戴口罩。

2. 使用检查腕带、反问式查对的方法核对患者身份信息。

3. 仪器法测量：①将配置好的肝素生理盐水套入加压输液袋内悬挂于输液架上，将压力传感器插入肝素盐水中排气备用；②将袋内压力加压至 300mmHg；③通过导线将压力传感器监护仪端与监护仪上的 CVP 测压模块相连，压力传感器中心静脉端与中心静脉导管的主腔相连；④激活 CVP 监测模块，设定报警上下限；⑤协助患者取平卧位，使传感器的换能器与患者腋中线第四肋间平齐，再通过监护仪校零（关闭中心静脉端，让换能器通大气，归零后关闭大气端，让换能器与中心静脉端相通）；⑥连续性的观察中心静脉压波形，读取数值。

4. 手动法测量：①将测压标尺固定于输液架上，让标尺的零点与患者腋中线第四肋平齐；②将输液器垂直卡入测压标尺上的卡槽内；③通过三通将标尺中的输液器末端连接于患者中心静脉导管的主腔上，三通侧腔上连接输液端生理盐水；④旋转三通，关闭中心静脉端，让输液端与测压标尺中输液器相通，生理盐水输至标尺内输液器中莫非氏滴管水平；⑤然后关闭输液端，让中心静脉端与测压端相，液体快速匀速下降，待液面稳定时，读取数值。

（三）操作后

1. 记录 CVP 数值，告知值班医生，必要时协助处理。

2. 健康指导与评估：①动态观察 CVP 数值的变化，异常时及时告知医生；②告知患者及家属勿牵拉中心静脉导管、调整传感器位置、调节监护仪等操作。

【注意事项】

1. 体位：为保证 CVP 测量结果的准确性，推荐每次测量时患者取平卧位。因病情、体位限制等不能采取平卧位时，推荐同一患者采取相同体位测量 CVP，并调整测压零点。

2. 通路选择：在紧急情况下，可经 PICC 或股静脉留置导管监测 CVP。推荐使用多管腔中心静脉导管的主腔进行 CVP 监测；主腔堵塞或其他原因不能使用时，可通过侧腔监测 CVP。

3. 传感器校零及位置：①建议校零前进行方波试验；②重新连接测压装置或心电监护仪、长时间改变体位时，建议重新校零后测量；③平卧位时，推荐将传感器固定于患者腋中线第 4 肋间水平、胸廓前后径垂直距离上 1/3 水平或胸骨角下 5 cm 水平，同一患者应采取相同的体表标志点；④建议使用电磁法、激光法或记号笔标记法等标记右心房中点平面的体表位置并作为测压零点。

4. 干扰因素控制：影响 CVP 测量准确性的因素较多，测量时需尽量减少三通接头数量、输液速度、PEEP 等因素的干扰。①三通接头数量及使用延长管会影响 CVP 测量的准确性，推荐在中心静脉导管与测压管连接处使用 ≤ 1 个三通接头，不使用延长管；②经多管腔中心静脉导管的一腔输注液体且速度 < 300 mL/h 时，可经主腔监测 CVP；速度 > 300 mL/h 时，不推荐同时监测 CVP；③建议在患者处于平静状态时测量 CVP，测量时避免出现烦躁、抽搐、咳嗽等情况；④机械通气时，在保证患者安全的情况下，尽可能脱离呼吸机或者 PEEP 为 0 后测量 CVP；对于不能脱离呼吸机的患者，每次测量 CVP 时应考虑 PEEP 对测量结果的影响。

5. 设备管理：①建议使用测压装置前用加压袋持续冲洗传感器管路以确保管路通畅并排尽空气；②加压袋的压力建议设置为 300 mmHg（1 mmHg=0.133 kPa），通过加压袋持续输注 3 ～ 4 mL/h 液体，以保持导管尖端通畅并防止血栓形成；③建议使用生理盐水冲洗管路；④对于容易出现中心静脉导管堵管的患者，建议选择 2.5 U/mL 的肝素盐水持续冲洗管路，同时监测患者凝血功能变化；⑤建议在严格遵守无菌技术操作下每 96 h 更换测压装置 1 次。

五、有创动脉血压监测技术

【操作目的】

1. 实时监测血压变化。

2. 通过动脉压力波形的变化来评估心肌收缩力、预测液体反应性等。

3. 用于采集动脉血标本。

【禁忌证】

1. 患有血管疾病的患者，如动脉炎或动脉血栓形成者。

2. 穿刺局部有感染。

3. Allen's 试验阳性患者。

4. 相对禁忌证为严重凝血功能障碍和穿刺部位血管病变。

【物品准备】

治疗车、无菌治疗巾、0.5% 碘附、棉签、肝素盐水（生理盐水 500 mL+ 肝素钠 2 500 U）、输液卡、加压装置，多功能监护仪、压力传感器、压力监测模块及导线。

【操作清单】

（一）操作前

评估：①患者病情及配合程度；②上肢动脉进行有创血压监测患者需进行 Allen's 试验；③动脉导管通畅性；④用物有效期、设备性能。

（二）操作中

1. 使用检查腕带、反问式查对的方法再次核对患者身份信息。

2. 洗手，戴口罩、手套。

3. 将测压导线与加压装置相连接并加压（压力为 300 mmHg），进行排气。

4. 协助医生进行动脉穿刺，并将动脉导管进行固定。

5. 将测压装置与动脉导管相连，将压力传感器置于与心房同一水平（第四肋腋中线水平），关闭血管通路，使得三通与大气相通，进行校零。

6. 关闭大气端，连通动脉导管与测压通路，观察 ABP 波形，呼气末读数。

（三）操作后

1. 处理用物，记录数值。

2. 健康指导与评估：①观察穿刺部位有无渗血、肿胀及局部血液循环障碍；②告知患者及家属注意事项。

【注意事项】

1. 保持管路系统连接正确、紧密、通畅，妥善固定管路与穿刺侧肢体，避免受压/打折扭曲。

2. 监测时注意压力及波形变化，发现异常及时排查干扰因素，正确判断患者病情变化，及时报告医生进行处理。

3. 管路系统长度适宜，管腔内无气泡，避免增加不必要的三通开关，以最大限度减少管路对测量的影响。

4. 传感器位置与有创血压测量的准确度密切相关，因此，应随测量需要和体位变换而调整。

5. 当怀疑管路通畅有问题时，采用方波试验来进行判断。

6. 传感器位置改变、管路连续性断开、重新连接监护导线，或任何情况下质疑测量准确性时，均应将传感器重新校零。

7. 拔管护理：拔除动脉插管后，应按压穿刺点 5 min，有出血倾向的患者适当延长按压时间，如遇出血应继续按压或加压包扎。

六、脉搏容积心排血量监测（PICCO）技术

【操作目的】

1. 对心血管状况、前负荷、后负荷、心肌收缩力进行监测，利用决策树对血流动力学和容量进行监护管理。

2. 对心、肺、肝功能进行评价。

【禁忌证】

PICCO 没有绝对的禁忌证。由于测量方式是有创的，因此只要是有出血风险及中心静脉、动脉置管部位不合适的患者均属于相对禁忌。

1. 出血性疾病者。

2. 肢体有栓塞史者。

3. 接受主动脉内球囊反搏治疗（IABP）的患者不能使用脉搏轮廓分析方式进行监测。

4. 热稀释参数在以下患者身上可能不准确：瓣膜反流、室间隔缺损、主动脉瘤、肺切除患者、巨大肺栓塞、心腔肿瘤、心内分流者、体外循环期间、严重心律失常、严重气胸。

【用物准备】

医嘱单、上腔中心静脉通路、PICCO 热稀释动脉导管通路、治疗车、PICCO 监测仪（温度电缆线、注射液温度电缆线、电源线）、测压装置、一次性 20 mL 注射器、注射用生理盐水 250 mL、0 ~ 4℃冰盐水 100 mL、加压袋、记录单、无菌手套、乙醇、棉签、锐器盒。

【操作清单】

（一）操作前

评估：①患者病情及配合程度；②动脉置管肢体的动脉搏动、皮温、肢体颜色；③导管通畅度，观察动脉血压波形；④用物有效期、设备性能。

（二）操作中

1. 洗手，戴口罩。

2. 使用检查腕带、反问式查对的方法再次核对患者身份信息。

3. PICCO 监测仪接地线和电源线，开机自检。

4. 输入患者参数（住院号、身高、体重），CVP；设置连续心排出量和动脉压报警范围。

5. 洗手，戴手套，消毒上腔中心静脉，以及动脉导管接口，连接 PICCO 导线及传感器（血温电缆线与动脉稀释导管探头连接，传感器与静脉导管主腔连接）。

6. 将传感器上换能器置于患者腋中线第 4 肋心房水平，进行校零，显示血压数值及波形，切换到"热稀释"显示页，按"开始测量"键，等待，直到基线稳定（开始注射）从中心静脉导管快速、匀速注入 0～4℃冰盐水 15 mL，时间＜5 s，直到屏幕上显示"完成或开始注射"为止，重复进行 3 次热稀释测量，取平均值，热稀释测量方法结束，屏幕自动切换到脉搏轮廓测量法的显示页。

（三）操作后

1. 记录测量结果（心排血量、全心舒张末期容积、外周血管阻力及胸内血容量、血管外肺水等）。

2. 健康指导与评估：①观察监测数值及患者血压变化；②预防动脉、静脉导管血流感染；③观察动脉导管肢体动脉搏动、皮温、肢端颜色。

【注意事项】

1. 置管和留管过程中注意无菌操作。

2. 保持管路通畅，有效固定，避免滑出。

3. 每 6～8 h 换能器压力进行 1 次校零；在血流动力学改变的情况下，如容量变化、药物改变，推荐进行重新校正。

4. 动脉导管留置一般不超过 10 d，如出现导管相关性感染征象，应及时将导管拔除并且留取血标本、导管尖端进行培养。

5. 长时间动脉留管，注意肢体局部缺血和栓塞。

6. 有主动脉瘤存在时，胸腔内血容量指数（ITBVI）和全心舒张末容积指数（GEDVI）数值不准确。

7. 接受主动脉内球囊反搏治疗的患者脉搏指示分析法不能准确监测各项指标。

七、床边免疫分析仪使用技术

【操作目的】

快速检测血样本，为临床诊断和治疗提供参考依据。

【禁忌证】

无禁忌证。

【物品准备】

POCT 荧光免疫分析仪、POCT 检测报告本、检测结果登记纸、试剂盒、tip 头、稀释液、采血针、采血试管、弯盘、0.5% 碘附或 75% 乙醇、棉签、锐器盒、三联架、止血带、记录笔、生活垃圾桶、医疗垃圾桶、快速手消毒剂、医嘱单。

【操作清单】

（一）操作前

评估：①患者病情及配合程度；②采血部位皮肤、血管等；③用物有效期及设备性能。

（二）操作中

1. 洗手、戴口罩。

2. 使用检查腕带、反问式查对的方法核对患者身份信息。

3. 采集静脉血标本 3～5 mL。

4. 将血标本放入医用离心机内，调节离心机转速 ≤ 3 000 转/s，离心 240 s，离心结束后，取出血标本，观察是否分离出血清，若未分离，则继续离心直至分离出血清。

5. 打开荧光免疫定量分析仪电源开关，将离心好的血液样本放入样本架，打开试管盖，并将样本架匀速插入仪器样本仓中对应轨道上，插好后轨道绿灯亮起，点击仪器屏幕对应轨道，正确输入患者住院号，选择需要检测的项目，点击开始检测（需要 10 min）。

6. 打印检测结果，注明科室、姓名、床号、住院号后，交于值班医生查看后放病历夹内。

（三）操作后

健康指导与评估：根据检测结果，给予健康宣教。

【注意事项】

1. 荧光免疫定量分析仪：开机时会自检，时长约 1 min，自检完成后，自动进入仪器检测主界面。

2. 手动进行管路清洗：在仪器主界面点击"系统设置"→"管路清洗"→"是"→执行，执行完上述操作加样臂出水正常方可进行检测。

3. 安装试剂及耗材：将试剂盒需按照箭头方向插入推到底，并确认屏幕上正确识别项目及数量。tip 头放入时缺口对应圆柱。若耗材用完仪器会提示，根据提示更换耗材后，要点击对应耗材框并填充。

4. 结果查询：若要查询之前结果可点击查询模式按钮进行查询。

八、心电图监测技术

【操作目的】

1. 辅助诊断疾病，尤其是心血管疾病。

2. 用于监测抗心律失常药物应用的疗效。

3. 评估术前风险、筛查从事高危职业或特殊职业人群等。

【禁忌证】

无禁忌证。

【物品准备】

心电图机、快速手消毒剂、检查单、盐水棉球。

【操作清单】

（一）操作前

评估：①环境宽敞、明亮、通风，远离大型电气设备，室温控制在 18 ～ 26℃，检查床宽度不窄于 80 cm。②心电图机各项重要参数均在正常范围、各条线缆的连接正确、顺畅、无缠绕。③患者检查前 2 h 未吸烟，饮茶、咖啡和酒等刺激性饮品，穿着宽松，皮肤清洁，情绪平稳，必要时剃除局部毛发。

（二）操作中

1. 洗手、戴口罩。

2. 使用检查腕带、反问式查对的方法核对患者，并将信息录入心电图机的系统里。

3. 协助患者取平卧位，特殊情况下采取坐位、半坐位、左侧卧位或右侧卧位时，应予注明。

4. 连接肢体导联和胸导联：在被检查者两手腕关节上方及两侧内踝上部用导电介质，清洁局部皮肤，按照顺序放置好电极片和连接导联线，通常为红色导联线连接右手手腕、黄色导联线连接左手手腕、蓝色（或绿色）导联线连接左下脚踝、黑色导联线连接右下脚踝。

5. 暴露患者胸前部皮肤，注意隐私保护，连接胸导联（十二导联是 V1 ～ V6，十八导联需在十二导联的基础上加 V7 ～ V9、V3R ～ V5R）。

V1：胸骨右缘第 4 肋间隙；V2：胸骨左缘第 4 肋间隙；V3：V2 与 V4 连线中点。

V4：左锁骨中线第 5 肋间隙；V5：左腋前线 V4 同一水平（即第 5 肋间隙）；V6：左腋中线 V4、V5 同一水平（即第 5 肋间隙）；V7：左腋后线第 5 肋间；V8：左肩胛下线第 5 肋间隙。V9：左脊柱旁线第 5 肋间隙；V3R：V1 和 V4R 连线中点；V4R：右锁骨中线第 5 肋间隙；V5R：右腋前线第 5 肋间隙。

6. 读纸：嘱患者放松，确认患者未接触金属物品，心电波形走势平稳后点击开始，采集 10 s 后点击停止，打印和上传心电图结果。

（三）操作后

1. 取下导联，协助患者整理衣物，处理用物。

2. 健康指导与评估：告知患者及家属检查结果出来的时间和取结果的地点。

【注意事项】

1. 受检者：①受检者保持平静，避免紧张；②检查前 2 h 不吸烟，不饮茶、咖啡和酒等刺激性饮品；③尽量穿着宽松，方便心电图检查；④放置电极部位的皮肤如有污垢或毛发过多，应先进行皮肤清洁、剃除局部毛发，以减少电阻。

2. 设备要求：①建议使用 CF 型心电图机。②标准灵敏度为 10 mm/mV，当导联出现正向波特别高或负向波特别深时，可采用 5 mm/mV 灵敏度档位，反之可采用 20 mm/mV 灵敏度档位。③噪声值应 $< 15\,\mu V$。④放大器的输入阻抗 $> 2.5\,M\Omega$。⑤频率响应基本要求为 $0.05 \sim 150$ Hz，对于婴儿，高频应为 250 Hz。⑥时间常数 $\geqslant 3.2$ s。⑦各导联的共模抑制比 $\geqslant 80$dB。⑧基线稳定性：电源电压稳定时基线的漂移 $\leqslant 1$ mm，电源电压波动时基线的漂移 $\leqslant 1$mm，无信号输入时基线漂移 $\leqslant 2$ mm，温度在 $5 \sim 40$℃范围内基线平均漂移 $\leqslant 0.5$ mm，心电图机确定等电位线后在 60 s 内基线偏移 $\leqslant 5$ mm。⑨阻尼。心电图机通电后，设置走纸速度为 25 mm/s，按定标键记录方波，若方波波形转折角为直角，则表明阻尼适当，若方波上升或下降均有突出尖波，则表明阻尼过小；方波上升及下降都呈圆钝型，则表明阻尼过大。⑩走纸速度。正常应设置走纸速度为 25 mm/s。如需放大心电图波形间期的分辨程度，可调快走纸速度为 50 mm/s 或 100 mm/s；反之可调减走纸速度为 12.5 mm/s。⑪放大系统的对称性。检测放大系统的方法是将心电图机灵敏度调到 10 mm/mV，打开标准电压信号按钮，持续数秒，描笔连续记录几个心动周期，描笔上下描记的幅度应都为 10 mm；调整灵敏度到 20 mm/mV，若记录笔上下移动幅度为 20 mm/mV，提示心电图机放大系统对称性好。

3. 导联连接：①女性乳房下垂者，电极片不应该放置在乳房上，应托起乳房后，在乳房下缘胸壁上放置相应的电极片，乳房切除者应予注明。②缺失上肢应放在该侧肩部，缺失下肢应放在该侧肢体的臂部。③某些进口心电图机的导联线插件上注有 RA（右上肢）、LA（左上肢）、LL（左下肢）、RL（右下肢），按照其提示与相应电极片连接即可，不受导联线颜色限制。④疑有急性心肌梗死、首次做心电图检查者，应予做 18 导联心电图，胸壁各导联部位应做好标记，以备复查定位。

4. 婴幼儿：心电图检查时，取仰卧位，保持安静；婴幼儿哭闹不合作时，可提前应用镇静剂使其安静，再行检查。婴幼儿胸部导联应选择大小合适的电极片，不使用电极吸盘，以免对胸部造成损伤。

5. 采集时间：标准时间是 10 s。当操作过程中发现房性期前收缩、心房颤动、室性期前收缩、室内差异传导等异常心电图现象时，可延长心电图采集时间，以利于诊断和鉴别诊断。

6. 波形重叠：当导联之间心电图重叠，影响分析时，可将该导联的定准电压设为 50 mm/mV，调整导联间距，避导联之间出现波形重叠。

九、双注射泵更换血管活性药物技术

【操作目的】

1. 保证血管活性药物的持续泵入，维持治疗的连续性和有效性。

2. 减少更换血管活性药物引起的患者生命体征变化和循环波动，确保患者用药安全。

【禁忌证】

无禁忌证。

【物品准备】

双通道注射泵 1 台、50 mL 注射器 2 支、血管活性药物 2 组（原液和配制溶液）、带泵液、治疗车、棉签、0.5% 碘附或 75% 乙醇、弯盘、输液器 1 个、透明或避光的延长管 2 根、三通 1 个、锐器盒、医嘱单、快速手消毒剂、医疗垃圾桶、生活垃圾桶、输液架。

【操作清单】

（一）操作前

评估：①患者病情、心率、血压及配合程度；②患者静脉通路有无渗血、外渗，连接是否正确；③用物有效期、设备性能。

（二）操作中

1. 洗手、戴口罩。

2. 使用检查腕带、反问式查对的方法核对患者身份信息，双人核对医嘱和药物。

3. 遵嘱配置带泵液和浓度相同的血管活性药物，粘贴标签。

4. 先连接延长管与配置好的血管活性药物，再将延长管与三通相连，排气后旋转三通，关闭泵 2 延长管与三通的通路。

5. 将输液器插入带泵液，排气，挂于输液架上。

6. 螺旋式消毒留置针接口 2 遍，分别与带泵液和三通相连。

7. 双泵连接电源、开机，将配好的血管活性药物泵卡入双泵通道，打开带泵液输液器及留置针的开关，遵嘱调节泵 1 的泵速和续泵液速度，确保泵 2 处于关闭或备用状态。

8. 当泵 1 出现残留报警时，开启泵 2，调节与泵 1 相同的泵速同时进行输注，根据患者血压逐渐递减泵 1 的速度直至停止。

9. 再次核对泵速及通路，确保静脉通路通畅。

（三）操作后

1. 记录患者的生命体征，整理用物。

2. 健康指导与评估：①观察患者换泵后的生命体征和血管通路情况，遵嘱调节血管活性药物用量（泵速）；②告知患者及家属勿私自调节泵速，如出现注射部位皮肤发红/白、渗血、渗液及泵报警的情况需及时告知医护人员。

【注意事项】

1. 感染：严格遵守无菌操作，预防导管之间的关联性感染。

2. 监测：初始使用或剂量调整时，应每 5 ～ 15 min 监测一次血压、心率、心律、呼吸、血氧饱和度；稳定后每小时进行监测；如有异常及时报告医生。

3. 泵管：常规需要 24 h 更换 1 次，如有血渍要立刻更换。

4. 剂量：根据患者的病情、医生的治疗动态调整，增减或停药时是需要小剂量增减，避免调整过度引起循环不稳定。

5. 静脉通路：使用血管活性药物过程中需要为患者留置静脉留置针，并按照要求更换；密切观察患者静脉通路有无渗血和渗液、有无皮肤发白 / 红、疼痛等，如有需立即更换，并遵嘱予以相应处理。

十、循环压力治疗仪使用技术

【操作目的】

1. 加速肢体静脉血流速度，消除水肿。

2. 预防凝血因子的聚集和对血管内膜的黏附，防止血栓形成。

3. 稀释疼痛和炎症因子，促进渗出物吸收，改善周围血管循环。

【禁忌证】

1. 急性炎性皮肤病。

2. 未经处理的骨折。

3. 有出血倾向者。

4. 恶性肿瘤以及既往有严重肝肾疾病者。

5. 动脉硬化或缺血萎缩性血管疾病者。

6. 心功能不全、安装心脏起搏器者。

7. 近期下肢深静脉血栓形成者。

【物品准备】

循环压力治疗仪、快速手消毒液。

【操作清单】

（一）操作前

评估：①患者意识状态、无感觉障碍，患肢有无溃疡、压疮及出血（如有应加以隔离保护）；②向患者解释说明仪器治疗的作用，取得配合。

（二）操作中

1. 洗手、戴口罩。

2. 使用检查腕带、反问式查对的方法核对患者身份信息。

3. 治疗压力值从小开始，逐步增加，根据患者的主观感受随时调整治疗压力；强度以患者自觉耐受、舒适为度。

4. 观察患肢的肤色变化。

5. 使用过程中身体出现异常或者仪器出现问题时，应立即停止操作。

（三）操作后

健康指导及评估：①观察患肢是否会加重疼痛，有无出血；②尽早进行膝关节伸屈运动及踝泵运动，预防血栓；③建立健康的行为方式，避免穿过紧衣物及紧身裤；④改变不良生活习惯，如吸烟、酗酒，避免长时间久坐久站。

【注意事项】

1. 严格掌握循环压力治疗仪的适用范围，对有禁忌证的患者严禁使用。

2. 治疗过程中加强巡视，使用过程中患者出现肢体红肿、肢端麻木、皮肤压痛等症状时，应暂停治疗。

3. 使用过的腿套每日用紫外线常规照射消毒，避免交叉感染。

十一、心血管系统状态监测（ABI）技术

【操作目的】

1. 用于初筛肢体缺血的患者、评估肢体缺血的程度。

2. 对腔内治疗及开放手术治疗适应证的选择提供客观依据。

3. 作为术后或药物治疗后疗效的评价以及术后随访的重要手段。

【禁忌证】

1. 严重体质过敏者。

2. 严重的传染性疾病并肢体溃烂者及皮肤严重感染、糜烂者。

【物品准备】

治疗单、ABI 监测仪。

【操作清单】

（一）操作前

评估：①患者病情及配合程度；②检查前嘱患者平卧 10～15 min，保持平静。

（二）操作中

1. 洗手，戴口罩。

2. 使用检查腕带、反问式查对的方法再次核对患者身份信息，填写患者姓名、性别、住院号、身高、体重等信息。

3. 体位准备：协助患者取仰卧位，确保患者双臂和双腿与心脏处于同一水平。

4. 协助患者露出两条手臂和双下肢。

5. 将双上肢血压计袖带套到患者手臂上，确保袖带位于肱动脉往上约 5 cm 的位置。

6. 将双下肢血压计袖带套到患者脚踝上，确保袖带位于踝关节突出的骨节上约 5 cm 的位置。

7. 检查血压计袖带松紧，以能插入两根手指为宜。

8. 将心电电极导联分别置于患者双侧手腕处。

9. 按下测量键，等待测量。

10. 测量结束后，协助患者整理衣物。

11. 整理用物，洗手。

（三）操作后

1. 记录并解读结果，将监测结果置于患者病历夹中。ABI 的正常值为 1.00～1.40，0.91～0.99 为临界值。ABI ≤ 0.90 可诊断为下肢缺血。严重肢体缺血时 ABI 常＜ 0.40。

2. 健康指导与评估：①观察 ABI 数值的变化，异常时及时告知医生；②告知患者及家属注意事项。

【注意事项】

1. 踝肱指数（ABI）：指踝部动脉收缩压与上臂（脑动脉）收缩压的比值，通过肢体的节段性压力测量获得，为无损伤动脉供血状态评估方法。该比值有助于对缺血程度的判断。

2. 测量时再次核对血压计袖带的位置，避免因袖带套错位置而影响监测结果。

3. 使用时注意用电安全。

4. 每周用 75% 乙醇擦拭消毒，保持各导联整齐整洁，避免打折、扭曲。

5. 放置固定位置，通风，避免阳光直射。

第三章
神经系统监测与支持技术操作

一、危重患者镇静护理技术

【操作目的】

1. 消除或减轻患者的疼痛及躯体不适感，减少不良刺激及交感神经系统的过度兴奋。

2. 帮助和改善患者的睡眠，诱导遗忘，减少或消除其在治疗期间疼痛的记忆。

3. 减轻或消除患者焦虑，躁动甚至谵妄，防止患者的无意识行为（例如挣扎）干扰治疗，保护患者的生命安全。

4. 减轻器官应激负荷，保护器官储备功能，维持机体内环境稳定。

【禁忌证】

无绝对禁忌证，以下患者慎用。

1. 睡眠呼吸暂停，重症肌无力或过敏者。

2. 呼吸功能不全，严重躯体疾病（肝肾功能损害）者。

3. 有乙醇和 / 或非法物质使用者。

4. 怀孕期或哺乳期女性，明显认知功能损害者。

【物品准备】

一次性注射器（5 mL 或 50 mL）、一次性压力延长管（必要时）、微量泵（必要时）、心电监测仪、一次性吸氧管、氧气装置。

【操作清单】

（一）操作前

评估：①患者病情、生命体征及配合程度使用 Richmond 躁动 – 镇静评分表（Richmond agitation–sedation scale，RASS），见表 3–1，简称 RASS 镇静程度评分表。②患者意识水平，包括睁眼反应、语言反应、肢体运动，测试可使用格拉斯哥昏迷评分表（Glasgow coma scale，GCS），见表 3–2，简称 GCS 评分表。③患者疼痛程度测试可使用重症监护患者疼痛观察工具（critical–care pain observation tool，CPOT）或数字评定量表（numerical rating scale，NRS），见表3-3、表3-4。④双人核对医嘱。⑤药品及用物有效期。

（二）操作中

1. 洗手，戴口罩。

2. 使用检查腕带、反问式查对的方法再次核对患者身份信息。

3. 给予氧气吸入、心电监测。

4. 根据镇静躁动评估结果，医护共同制定镇静方案（镇静方式、用药方式、剂量、效果、调整方法、唤醒和停药计划）。

5. 根据"3C"安全目标原则（安静、舒适、合作）实施镇静流程。

（三）操作后

1. 给予镇静处理后，半小时内行镇静评估，记录镇静药物、效果。

2. 健康指导与评估：①严密监测患者呼吸/循环/消化功能；②告知患者及家属注意事项。

镇静、镇痛评估流程见图3-1。

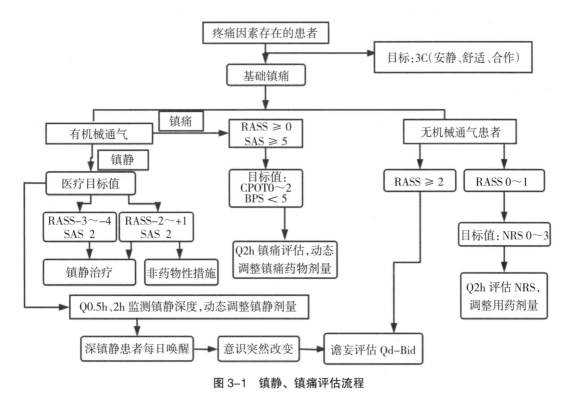

图 3-1 镇静、镇痛评估流程

表 3-1 Richmond 躁动 – 镇静评分表

得分 / 分	术语	描述
+4	攻击行为	明显的好战暴力行为，对工作人员构成直接危险
+3	非常躁动不安	抓或拔除各种引流或导管，具有攻击性
+2	躁动不安	频繁地无目的动作，与呼吸机抵抗
+1	烦躁不安	焦虑不安，但动作不是猛烈地攻击
0	清醒且平静	
−1	昏昏欲睡	不能完全清醒，但声音刺激能够叫醒并维持觉醒状态（睁眼，眼睛接触 ≥ 10 s）
−2	轻度镇静状态	声音能够叫醒并有短暂眼睛接触（≤ 10 s）
−3	中度镇静状态	声音刺激后有反应或睁眼（无眼睛接触）
−4	深度镇静状态	对声音刺激无反应，但对身体刺激有反应或睁眼
−5	不可唤醒	对身体刺激无反应

表 3-2 格拉斯哥昏迷评分表

睁眼反应（E）	语言反应（V）	肢体运动（M）
4 分：自然睁眼	5 分：回答正确	6 分：遵嘱动作
3 分：呼唤睁眼	4 分：回答错误	5 分：定位动作
2 分：刺痛睁眼	3 分：可说出单字	4 分：刺激回缩
1 分：刺激无反应	2 分：可发出声音	3 分：疼痛屈曲
	1 分：无任何反应	2 分：刺激伸直
		1 分：无任何反应
轻度昏迷：13～14 分；中度昏迷：9～12 分；重度昏迷：3～8 分		

表 3-3 重症监护患者疼痛观察工具

指标	描述	分值 / 分	
面部表情	未观察到肌肉紧张	平静、放松	0
	表现出皱眉、眉毛放低、眼眶紧绷和提肌收缩	紧张	1
	以上所有的面部变化加上双目紧闭（患者可能口腔张开或紧咬气管插管）	表情痛苦	2
肢体运动	不动	活动减少或保持正常体位	0
	缓慢、谨慎地运动，触碰或抚摸疼痛部位，移动身体引起别人注意	防护状态	1
	拉拽管路，试图坐起来，肢体运动不配合指示，袭击工作人员，试图翻越床栏	焦躁不安	2

续表

指标	描述	分值 / 分		
人机协调 （针对气管插管患者）	通气顺畅，无呼吸机报警	人机协调	0	
	呛咳、呼吸机报警，疼痛时自主呼吸暂停	咳嗽但可耐受	1	
	人机不同步，呼吸机频繁报警	人机对抗	2	
发声 （无气管插管患者）	说话时语调平稳或不出声	说话时语调平稳或不出声	0	
	叹息、呻吟	叹息、呻吟	1	
	哭喊、抽泣	哭喊、抽泣	2	

表 3-4 数字评定量表

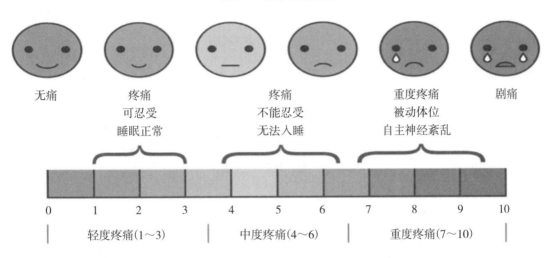

【注意事项】

1. 实施镇静治疗前需要尽可能去除治疗中导致患者疼痛、焦虑和躁动的诱因。

2. 在可能导致疼痛的操作前，预先使用止痛药物或非药物干预，以减轻疼痛。

3. 对于器官功能相对稳定，恢复期的患者，应给予浅镇静；对处于应激急性期，器官功能不稳定的患者，宜给予较深镇静。

4. 镇静治疗过程中，应根据镇静状态的评估结果随时调整镇静深度。浅镇静时，镇静深度目标值为 RASS-2 ～ +1 分；较深镇静时，镇静深度目标值为 RASS-3 ～ -4 分；合并应用神经 - 肌肉阻滞剂时，镇静深度目标值为 RASS-5 分。

5. 对于深度镇静患者宜实施每日唤醒。实施具体标准需满足以下 4 项中的 3 项：遵嘱睁眼，眼神追踪，遵嘱握拳，遵嘱动脚趾。

6. 丙泊酚单次注射时可出现暂时性呼吸抑制和血压下降，心动过缓，因此临床需采用持续缓慢静脉推注。右美托咪定静脉负荷剂量过快给予可引起血压与心率波动，一定要注意输注速度，适当延长输注时间。

7. 患者处于清醒状态时应多与其进行交流。

8.镇静治疗后常见并发症：①呼吸抑制；②心动过缓和（或）血压下降；③便秘或腹胀；④获得性肌无力；⑤压疮或深静脉血栓形成，因此使用镇静治疗后需严密监测患者生命体征，早期康复治疗。

二、危重患者谵妄护理技术

【操作目的】

1.尽早识别谵妄高危人群。

2.及时采取有效干预措施，降低危重患者谵妄发生率，避免坠床、意外伤害等不良事件的发生，保障患者安全。

【禁忌证】

RASS 评分 < −2 分，不具有谵妄相关危险因素的患者。

【物品准备】

1.RASS 镇静程度评估表。

2.GCS 评估表。

3.ICU 谵妄诊断的意识状态评估法（The confusion assessment method for the diagnosis of delirium in the ICU，CAM–ICU），简称 CAM–ICU 评估表（表 3–5）。

【操作清单】

（一）操作前

评估（识别）：①运用 RASS 镇静程度评估表及 GCS 评分表对患者的意识水平进行评估，筛选需要进行谵妄干预的人群；②运用 CAM–ICU 评估量表对患者的精神状态、注意力、意识水平及思维等进行评估，了解患者的谵妄程度。

（二）操作中

1.使用检查腕带、反问式查对的方法再次核对患者身份信息。

2.实施早期干预策略（预防）。

（1）对认知障碍者，使用清晰的指示如时间、方位等增加患者的时间和地点定向感。

（2）对视力缺陷患者提供眼镜。

（3）对听力受损患者提供助听器。

（4）对脱水患者，早期诊断且予以恰当的液体复苏。

（5）对睡眠紊乱者，合理安排集中治疗，尽量维持睡眠的昼夜节律，夜间保持病房安静。

（6）与患者沟通时给予频繁的目光交流和肢体接触。

（7）尽量减少身体约束和导尿管留置。

（8）促进早期活动。

3.实施 ESCAPE 集束化干预策略（处理）。

（1）E 早期活动和锻炼。

（2）S 睡眠管理（促使睡眠–觉醒周期的正常化）、自主觉醒试验和自主呼吸试验。

（3）C 保持安静镇静的选择（镇静水平和药物）。

（4）A 疼痛评估和镇痛。

（5）P 精神状态的评估。

（6）E 情感交流：增加护理人员与患者交流的时间和次数。

（三）操作后

健康指导与评估：①观察患者意识状态、注意力等；②家属陪伴期间鼓励其通过简单的语言与患者谈论和家庭相关的记忆，如家庭成员的外貌特征等；③指导家属为患者进行生活护理，以此改善患者的紧张焦虑情绪和自我效能。

表 3-5 CAM-ICU 评估表

临床特征	评价指标
精神状态突然改变或激动	任一问题回答"是"，该症状为阳性 与基础水平相比患者的精神状态是否有突然变化 患者的精神状态（如 RASS、GCS 评分或以往的谵妄评估）在过去的 24 h 内有无起伏波动
注意力不集中	注意力筛查试验，错误 ≥ 3 个该特征为阳性 数字测验："0 个数字，你听到 1 时就握我的手""8、1、7、5、1、4、1、1、3、6"，患者在读"1"时未握手或读"1"以外的数字时握手
意识水平变化	完全清醒以外的任何意识状态（即 RASS=0），该特征为阳性 正常——对周围环境完全知道，并且有适当的互动 警惕——过度的警戒状态 嗜睡 昏睡 昏迷
思维无序	错误回答 ≥ 2 个，该体征为阳性 A 组问题：　　　　　　　　　　B 组问题： （1）石头会漂在水面吗？　　　（1）树叶会漂在水面吗？ （2）海里有鱼吗？　　　　　　（2）海里有大象吗？ （3）0.5kg 比 1kg 重吗？　　　（3）1kg 比 0.5kg 重吗？ （4）你能用锤子砸钉子吗？　　（4）你能用锤子砍木头吗？ 指令：对患者说"举起这么多手指"在患者面前举起 2 个手指，"现在用另一只手做同样的事"（不重复手指的数目） 如果患者不能移动手臂，要求患者"比这个多举一个手指"
诊断	1+2+3 或 4 时，可诊断患者存在谵妄

危重患者谵妄护理技术流程图如图 3-2 所示。

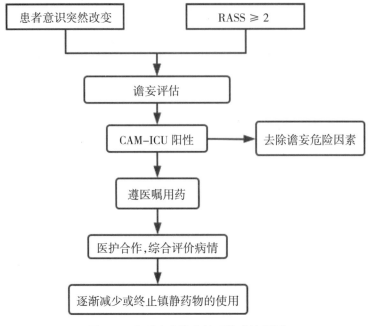

图 3-2　危重患者谵妄护理技术流程图

【注意事项】

1. 加强医护一体化合作，护士判断执行每日觉醒、医生负责自主呼吸试验和决定拔管时机。

2. 对重症监护室患者进行疼痛动态评估。

3. 根据患者的器官功能状态实施目标导向的镇静策略，选用 RASS 镇静程度评分表进行镇静评估。

4. 对 RASS ≥ 2 分，具有谵妄相关危险因素的患者常规进行谵妄评估。

5. 每隔 8 h 采用 CAM-ICU 评估表进行一次谵妄评估。

6. 改善环境，集中进行护理，降低噪声，白天噪声不超过 40 dB，晚上不超过 35 dB。

7. 提供耳塞和眼罩，保证患者睡眠。

8. 分阶段进行早期活动。

9. 对患者家属进行健康教育，促进家庭成员给予精神支持。

三、危重患者疼痛护理技术

【操作目的】

1. 消除或减轻患者疼痛及躯体不适感。

2. 帮助或改进患者睡眠，诱导遗忘，降低或消除患者对其治疗期间的痛苦记忆。

3. 减轻或消除患者焦虑、躁动、谵妄。

4. 降低患者代谢速率，降低其耗氧量。

【禁忌证】

1. 胃出血及穿孔。

2. 正在服用抗凝剂、激素类药物。

3. 消化性溃疡。

4. 阿片类药物过敏。

5. 严重的肝肾功能损伤。

6. 不明原因的腹痛。

【物品准备】

医嘱执行单、治疗车、治疗盘（给药、注射）、一次性无菌治疗巾、水杯及热水、药品（口服止痛药、镇痛注射剂）。

【操作清单】

（一）操作前

评估：①患者病情及配合程度；②根据患者意识、沟通理解能力选择合适的疼痛评估方法与工具，如可交流患者选用数字评定量表（NRS）；不能用语言交流患者选用面部表情评分量表（FPS）；阿尔茨海默病、意识障碍的患者选用 FLACC 行为疼痛评估量表；重症监护疼痛患者观察工具（CPOT）；③根据患者主诉及疼痛评分，遵医嘱选择合适的止痛方法；④患者疼痛时伴随症状及体征。

（二）操作中

1. 洗手，戴口罩。

2. 使用检查腕带、反问式查对的方法再次核对患者身份信息。

3. 非药物治疗（疼痛评分≤3分）：①安慰患者，解释病情，予以心理支持；②协助患者卧床休息，选择舒适体位；③物理疗法：针灸、理疗、按摩等。

4. 药物治疗（疼痛评分≥4分）：双人核对医嘱，核对患者信息，药物药名、浓度、剂量，使用时间、使用方法。

5. 正确给药（口服、鼻饲、肌内注射、静脉注射等）。

（三）操作后

1. 措施干预后 30 min 再次进行疼痛评估。

2. 记录疼痛时间、部位、性质、评分、伴随症状及体征。

3. 健康指导与评估：①观察用药后反应（便秘、恶心、呕吐、头晕、皮肤瘙痒、呼吸抑制等）；②告知患者及家属注意事项。

【注意事项】

1. 病情观察：耐心倾听患者主诉，动态观察患者疼痛部位、范围、性质、程度及持续时间。

2. 准确评估：根据患者意识、语言沟通理解能力、认知功能选择合适的评估方法，避免评估误差。

3. 选择恰当：去除或减轻导致疼痛的诱因，选择合适的镇痛方法，及时观察用药后效果，遵医嘱动态调整药物使用剂量。

4. 镇静、镇痛：应实施每日唤醒计划，避免药物蓄积和镇静药效延长。

5. 心理护理：在患者清醒时，加强医患、护患沟通，耐心倾听及做好解释工作，减少患者不必要的思想负担，多给予患者关心、鼓励及精神支持，减轻患者痛苦。

6. 止痛药遵医嘱按时使用，不可擅自停药或增、减药量及频次，初次使用阿片类药物，要从小剂量开始，逐渐增量。

7. 采用针灸、按摩等物理止痛疗法要注意相应的适应证及禁忌证。

四、脑电双频指数监测技术

【操作目的】

1. 连续无创地监测患者镇静深度，实时对患者的镇静状态做出正确的判断，合理调整镇静药物的种类和剂量。

2. 脑电双频指数的变化与大脑皮质细胞的氧耗程度、脑细胞损伤程度有相关性，对于脑损伤程度和心肺复苏后脑功能恢复评价、判断预后均有一定的指导意义。

【禁忌证】

额头皮肤有皮疹或其他不正常状态。

【用物准备】

脑电双频指数测量仪 1 台、传感器 1 片、乙醇、棉签。

【操作清单】

（一）操作前

评估：①患者配合程度；②患者额头皮肤是否完好，有无皮疹或者其他不正常状态；③用物有效期及设备性能。

（二）操作中

1. 洗手，戴口罩。

2. 使用检查腕带、反问式查对的方法核对患者身份信息。

3. 患者取仰卧位。

4.确保所有线缆连接到位后，连接电源线，按下设置右下角的电源启动设备，开机自检。

5.乙醇擦拭患者额头皮肤，待干。

6.取出并将1号探头贴于额部中央鼻根上方约5 cm处；4号探头处于眉梢上方；3号探头贴于眼角和发际线中间位置的太阳穴处，按压传感器1、2、3、4号探头周围确保贴牢，接触良好。

7.将传感器插入BIS线缆的连接头中，直到听到"咔"声表示连接完成，连接时注意传感器插头的正反面，不要接反，连接完成后主屏幕开始监控。

8.传感器通过测试后显示屏主屏开始监测，约3 s后脑电双频指数出现。

9.监测结束，按下BIS患者电缆与传感器连接端的连接释放按钮断开传感器的连接，将头部传感器电片丢弃，仪器长按关机。

（三）操作后

1.记录开始时间，监测值。

2.健康指导与评估：①观察患者监测值、监测患者额前皮肤情况；②告知患者及家属注意事项。

【注意事项】

1.传感器探头在干燥的情况下不宜使用，为了避免干燥应在使用前再开包装。

2.传感器与皮肤密切接触，所以重复使用可能会导致感染。

3.监测结束后，按下BIS患者电缆与传感器连接端的连接释放按钮断开传感器，禁止直接拉出传感器。

4.设备首次开机时，应把时间设置正确，以便以后的数据查找。

5.开始监测后严禁反复插拔传感器，以免导致其失效，无法再次监测。

6.如果在监测过程中，患者额部皮肤出现不正常症状，应立即停止使用。

7.所有传感器电极片都通过测试后，屏幕会显示pass标签并开始监测，如未通过，则按照屏幕提示按压住相应的传感器探头，直至显示通过为止。

8.传感器贴于患者额部皮肤时间一次不宜超过24 h。

9.为了减少传感器和电缆结合处的扭曲，可以考虑用胶布固定电缆。

五、亚低温治疗技术

【操作目的】

1.降低机体新陈代谢及组织器官氧耗。

2.改善血管通透性，减轻脑水肿及肺水肿。

3.提高血氧含量，促进有氧代谢。

4.改善心肺功能及微循环。

【禁忌证】

1.失血性休克。

2.患有严重心肺疾病。

3.年龄＜16岁或者＞70岁的患者。

【物品准备】

治疗车：快速手消毒剂、一次性治疗碗2个、纱布块、体温探头、冰毯、医用垃圾桶、冰毯机。

【操作清单】

（一）操作前

1.评估：①患者病情及配合程度；②患者腋下、肩背部、臀部皮肤情况：③设备性能。

2.洗手，戴口罩。

（二）操作中

1.使用检查腕带、反问式查对的方法再次核对患者身份信息。

2.降温前，对患者进行镇静、镇痛、冬眠诱导。

3.铺冰毯：将冰毯平铺于患者躯干部、背部、臀部。

4.连接冰毯，根据温度控制要求设置循环水温；轻度低温（33～35℃）、中度低温（28～32℃）、深低温（17～27℃）、超深低温（4～16℃）。

5.启动冰毯机制冷系统：降温速度不宜过快，每小时降低1℃为宜。

6.放置体温探头（保持直肠温度33～35℃）。

（三）操作后

1.再次核对、记录温度。

2.健康指导与评估：①监测生命体征，注意患者有无寒战、心室纤颤，物理降温时避免低温冻伤。②复温。停用冰帽、冰毯等以缓慢复温，过程中需使用镇静、肌松药；速度控制在每4h升高1℃，12h后使肛温恢复至36～37℃。

【注意事项】

1.毯面勿接触颈部，以免引起心跳过缓；毯面不得有打折现象，易阻塞制冷液体正常流动。

2.开机工作时体温探头不可随意拔插，看显示屏提示，允许拔插时方可拔下，否则易造成系统重新复位。

3. 停机后拔下冰毯的进出水管，注意毯内存水倒干净。

4. 低温状态下会引起血压降低和心率减慢，应实施持续心电监护。

5. 局部皮肤温度低，血液循环减慢，容易发生压力性损伤，应 1～2h 翻身叩背，并观察肢体温度、颜色、末梢循环。

6. 经常观察体温探头有无脱落及位置是否准确，长时间使用冰毯机患者还应检查机器运行是否正常。

7. 复温时先停用冰毯机等物理降温措施，再逐渐减量直至停用镇静剂或冬眠合剂。

六、保护性约束技术

【操作目的】

1. 预防医疗干扰，保证患者诊疗、护理操作顺利进行。

2. 意识障碍患者的肢体制动，防止患者坠床。

3. 控制患者危险行为的发生（如极度兴奋冲动，有明显攻击行为），防止患者伤人或自伤。

【禁忌证】

1. 局部皮肤受损、肢体活动异常的患者。

2. 病理性骨折。

3. 严重凝血功能障碍疾病。

【物品准备】

治疗车：腕部 / 肩部 / 膝部约束带、约束手套、棉垫、快速手消毒剂。

床单位：配置床栏。

【操作清单】

（一）操作前

1. 评估：①医护共同评估患者病情及是否需要约束；②患者约束部位皮肤、关节活动度、血运情况。

2. 与患者或家属沟通约束的目的、约束部位、注意事项，并签署《保护性约束同意书》。

3. 开立医嘱：医生开立保护性约束临时医嘱。

（二）操作中

1. 使用检查腕带、反问式查对的方法核对患者身份信息。

2. 根据评估结果和临时医嘱选择合适的约束方式和工具。

3. 约束：①约束手套。约束前用棉垫包裹手腕部，将手置于患者手套内，固定带和系带系于床栏，检查活动度及松紧度（能容纳 1 ～ 2 横指）。②腕部、踝部约束带。同约束手套。③肩部约束带。腋窝处垫棉垫，将约束带置于患者颈部，从肩前绕至肩后，在背部交叉后从腋窝处穿过，两系带系于床头横栏处，检查活动度及松紧度（能容纳 1 ～ 2 横指）。④膝部约束带：两膝及腘窝处垫棉垫，将约束带置于腘窝处绕至膝上，系带系于床栏，检查活动度及松紧度（能容纳 1 ～ 2 横指）。

4. 检查约束的效果、患者局部皮肤，使肢体处于功能位。

（三）操作后

1. 洗手、记录（患者约束部位皮肤情况）。

2. 健康指导与评估：①告知患者家属，约束时每 2 h 松解肢体 5 ～ 10 min，观察约束松紧度、局部皮肤颜色、温度、感觉及血液循环，遇到约束部位皮肤苍白、发绀、麻木刺痛时，应松解约束带并局部按摩；②翻身或搬动患者时，应松开约束带；松开期间加强看护，防止发生意外；③每班对约束患者进行动态评估，病情稳定后及时解除约束。

【注意事项】

1. 操作前与家属做好沟通工作，取得家属的知情和同意。

2. 约束患者要谨慎，严格把握约束的适应证，应遵循最小化约束、患者有利原则，且每班动态评估及时调整约束决策，使用时必须遵医嘱执行。

3. 选择使用舒适性、安全性能良好的约束工具，约束时动作切勿过于粗暴，力量切勿过大，避免伤害患者，同时做好自我防护。

4. 应用正确的约束方法，约束带要有衬垫，约束在功能位置约束带系成活结，松紧度以能伸进 1 ～ 2 指为宜，过紧易伤皮肤及妨碍远端血液循环，造成肢端坏死。手臂活动度在抬起或平移时均在 3 cm 以内为宜。

5. 密切观察约束部位末梢循环情况，包括皮肤颜色、温度、动脉搏动、水肿等，保证约束部位皮肤完整，血运良好，无骨折、外伤或感染，无腕带、留置针、首饰等硬物。

6. 使用时间不宜过长，每 1 ～ 2 h 放松约束肢体 5 ～ 10 min，观察约束部位末梢循环情况及约束带的松紧程度。

7. 保持肢体功能位。

8. 约束具专用，一用一消毒。

七、肌力评估技术

【操作目的】

1. 确定肌力减弱的部位与程度。

2. 软组织损伤的鉴别诊断。

3. 协助某些神经肌肉疾病的损伤定位诊断。

4. 预防肌力失衡引起的损伤和畸形。

5. 评价肌力训练的效果。

【禁忌证】

1. 局部炎症、关节腔积液、关节不稳、急性扭伤患者。

2. 局部剧烈疼痛。

3. 严重的心脏病或高血压。

【操作清单】

（一）操作前

1. 评估：患者意识及配合程度。

2. 核对医嘱。

3. 核对患者信息，解释目的，取得合作。

4. 协助患者取平卧位。

（二）操作中

1. 询问患者被评估肢体是否能够用力抬起，抬起后操作者给予患者一个向下的阻力。

2. 判断患者的肌力。0 级，完全瘫痪，不能做任何自由运动。1 级，可见肌肉轻微收缩。2 级，肢体能在床上平行移动。3 级，肢体可以克服重力，能抬离床面。4 级，肢体能做对抗外界阻力的运动。5 级，肌力正常，运动自如。

（三）操作后

1. 肌力 ≥ 3 级，行主动运动指导；肌力 < 3 级，行被动运动指导。

2. 健康指导与评估：肌力 ≥ 3 级者，指导其行主动运动；肌力 < 3 级者，协助患者行被动运动。

【注意事项】

1. 运动后、疲劳时或饱餐后不宜做肌力评估。

2. 采取正确的测试姿势，对 3 级以下不能抗重力者，测试时应将被测肢体置于除重体位。

3. 测试时应做左右两侧对比，尤其在 4 级和 5 级肌力难以鉴别时，更应做健侧对比观察。

4. 对 4 级以上肌力的肢体，在检查时所施加的阻力应为持续性，且施力方向要与肌肉用力的方向相反。

八、脑室外引流管护理技术

【操作目的】

1. 保持引流通畅，防止逆行感染。

2. 脑室内手术后，引流血性脑脊液，减少脑膜刺激征及蛛网膜粘连。

3. 防止引流管处渗漏、引流管脱落。

4. 观察脑室引流液的颜色、性状、量。

【禁忌证】

无绝对禁忌证。

【物品准备】

手电筒、乙醇棉片、无菌手套、量杯、刻度尺、快速手消毒剂。

【操作清单】

（一）操作前

评估：①患者意识、瞳孔、生命体征；②患者有无头痛等主观感受；③检查引流管有无移位、脱落扭曲，引流是否通畅。

（二）操作中

1. 洗手，戴口罩。

2. 使用检查腕带、反问式查对的方法核对患者身份信息。

3. 体位准备：协助患者取合适体位。

4. 关闭引流管所有开关。

5. 手卫生、戴手套。

6. 乙醇棉片消毒引流袋出口端两遍。

7. 将量杯置于引流袋出口端，打开引流袋出口开关，将引流液放入量杯内。

8. 乙醇棉片消毒引流袋出口端2遍，关闭出口端开关。

9. 打开引流管所有开关。

10. 保持引流管开口高于侧脑室10～15 cm，观察引流是否通畅，患者的反应。

（三）操作后

1. 记录引流液性质及引流量、患者反应（正常人每天分泌脑脊液400～500 mL/d，每天引流200～500 mL）。

2. 健康指导与评估：①向患者解释并指导取合适体位的意义及重要性；②告诉患者不能随意移动引流袋位置；③保持伤口敷料清洁，不可抓挠伤口。

【注意事项】

1. 保持伤口敷料清洁干燥，保持引流管通畅，注意引流速度（引流速度 < 15 mL/h），防止引流过快。

2. 搬动患者时先夹闭引流管，防止因体位变动引起引流量异常变动、逆流及脱出，待患者安置稳定后再打开引流管。

3. 协助患者翻身时，应避免引流管牵拉、滑脱、扭曲、受压。

4. 患者出现精神症状、意识障碍时，应适当约束。

5. 引流时间一般为 7 ～ 10 d，不应超过 2 周。

九、颅内压监测技术

【操作目的】

根据颅内压的高低及压力波形，可及时分析患者颅内压的变化，对判断颅内伤情、脑水肿情况和指导脱水药物的应用、估计预后等都有重要的参考价值。

【禁忌证】

1. 脑血管畸形，特别是巨大高流量型或位于侧脑室附近的血管畸形患者，脑室穿刺引流可能引起颅内出血。

2. 癫痫患者。

【物品准备】

颅内压监测仪一台、75% 乙醇、棉签、导电糊、速干手消毒液。

【操作清单】

（一）操作前

评估：①患者病情、生命体征、配合程度；②患者电极安装部位的局部皮肤是否完好；③仪器设备性能。

（二）操作中

1. 洗手，戴口罩。

2. 使用检查腕带、反问式查对的方法核对患者身份信息。

3. 连接好电源，嘱患者取坐位或半坐卧位，妥善安置患者。

4. 开电源开关，乙醇清洗电极安装部位的局部皮肤，正确安放电极，检测电极阻抗，给患者戴眼罩并嘱其自然闭眼，根据波形曲线取值。

5. 打印结果。

（三）操作后

1. 处理用物、洗手、记录。

2. 健康指导：告知患者及家属监测的目的和注意事项。

【注意事项】

1. 正常颅内压：5 ～ 15 mmHg；轻度升高：15 ～ 20 mmHg；中度升高：20 ～ 40 mmHg；重度升高 > 40 mmHg。

2. 观察颅内压变化包括颅内压升高的幅度、持续的时间和有无病理波形出现。

3. 注意避免引起颅内压增高：

（1）抬高床头 15° ～ 30°，以利颅内静脉回流，从而减低脑水肿、降低颅内压。

（2）保持呼吸道通畅，防止呼吸道感染，适时吸痰，动作轻柔，避免刺激性呛咳使颅内压骤升。

（3）保持血压稳定，维持正常颅内血液灌注。

（4）防止躁动和高热，因其可使颅内压增高和脑水肿加重，在医生指导下镇静，适当采取物理降温、药物降温、亚低温治疗。

（5）保持排便通畅。

第四章

消化系统监测与支持技术操作

一、鼻肠管盲插置管技术

【操作目的】

1. 通过鼻肠管供给营养和药物，保证患者摄入足够的热量、蛋白质等多种营养物质，满足治疗需要，促进康复。

2. 有效缓解胃潴留，减少反流、吸入性肺炎的风险。

3. 缩短患者住院时间，减轻家庭经济负担。

【禁忌证】

1. 食管静脉曲张。

2. 消化道出血。

3. 肠道吸收障碍。

4. 肠梗阻，肠道缺血。

5. 肠坏死，肠穿孔。

6. 急腹症。

【物品准备】

治疗盘、听诊器、治疗巾、弯盘、剪刀、手电筒、皮尺、标识卡、鼻贴胶布、pH试纸、生理盐水 500 mL、50 mL 注射器、压舌板、无菌手套、棉签、无菌纱布、鼻肠管、液状石蜡棉球。

【操作清单】

（一）操作前

评估：①患者病情，意识，吞咽功能，口腔、鼻腔黏膜情况；有无义齿、胃肠功能及配合程度。②询问患者有无置管禁忌证、既往有无置管史；置管前禁食水 4 ～ 6 h。③说明操作的目的，取得患者配合。④用物有效期。

（二）操作中

1. 洗手、戴口罩、手套。

2. 核对床号、姓名、住院号（使用至少两种方法）。

3. 将鼻肠管的引导钢丝完全插入管路，用生理盐水完全湿润鼻肠管，向鼻肠管注入20 mL生理盐水，检查管路是否通畅。

4. 协助患者床头抬高30°，确定剑突位置。

5. 测量鼻肠管插入长度：置入胃内所需鼻肠管的长度（第1记号：患者前发际至剑突的距离）并做好记录，另外在距离第1记号25 cm处和50 cm处标注第2、第3记号。

6. 核对患者信息。

7. 将鼻肠管插入至第1记号处，并确定管路在胃内。

8. 向管路内注入20 mL生理盐水，将导丝撤出25cm，协助患者右侧卧位，缓慢进管（每次进管2～4 cm，旋转45°）继续插入导管至第2记号处，最后将引导导丝完全取出。

9. 在管路外露距离鼻部40 cm处，将其固定于同侧耳垂部。

10. 管路会在8～12h内通过胃肠蠕动向空肠移动，当管路的第3标记到达患者的鼻部时，抽取消化液，检测pH＞7，初步判断导管已过幽门。

11. 协助拍摄腹部X线片，确认导管头端已过幽门到达预期位置，鼻贴固定，贴好标识，标注导管置入长度和日期。

（三）操作后

健康指导与评估：①告知患者翻身活动时注意防脱管，防折叠受压，保持管路通畅；②注意口腔清洁卫生；③肠内营养输注前后均要用温开水30 mL脉冲式冲管，持续肠内营养过程中每4 h脉冲式冲管1次；④鼻贴胶布出现潮湿松动及时告知医护人员处理。

【注意事项】

1. 宜每24～48 h更换胶布及其固定位置，出现潮湿、松动，应随时更换。出现皮肤黏膜损伤时，宜使用生理盐水清洗，遵医嘱给予外用药。

2. 怀疑导管移位时，应暂停喂养，通过X线片确认导管头端位置。发现导管脱出，应及时通知医生，做好重新置管准备。

3. 喂养前后、注药前后及导管夹毕时间超过24 h，均应进行冲管。持续喂养时，宜每4 h使用20～30 mL生理盐水或温开水脉冲式冲管，并在喂养结束冲管后盖好保护帽。

4. 宜使用肠内营养配方制剂进行喂养。出现堵管可使用三通连接导管反复向外抽吸，遵医嘱使用药物疏通，禁止直接插入导丝疏通导管。

5. 拔出管路之前，先用生理盐水冲洗管路，为避免在撤出管路的过程中有残留液体进入气管，关闭鼻肠管连接头处的防护帽，小心平稳地撤出鼻肠管。

6. 鼻肠管42 d更换1次。

二、三腔二囊管置管技术

【操作目的】

门脉高压症引起食管下段静脉及胃底静脉曲张破裂大出血，应用三腔二囊管分别压迫胃底及食管下段破裂的静脉，以达到止血的目的。

【禁忌证】

胃穿孔、食管狭窄梗阻；严重心脏病、高血压、心功能不全者慎用。

【用物准备】

治疗盘、一次性换药碗包、生理盐水、液状石蜡、纱布、治疗巾、弯盘、棉签、三腔二囊管、标签贴、50 mL注射器1个、手套、胶布、血管钳2把；手动负压吸引器，气囊压力表（或血压计）、听诊器、绷带、牵引架、牵引物（0.5 kg）。

【操作清单】

（一）操作前

评估：①患者病情及配合程度；②鼻腔有无疾患、异物，清除血痂；③用物有效期。

（二）操作中

1. 使用检查腕带、反问式查对的方法再次核对患者身份信息。

2. 洗手，戴手套。

3. 体位准备：患者取半卧位。

4. 区分胃囊、食管囊、胃管并做好标记。用50 mL注射器分别向胃囊、食道囊注一定量空气，把气囊放入盛生理盐水无菌盘看有无漏气，检查无误后抽尽气体备用。

5. 测量前额发际至胸骨剑突处，或耳垂经鼻尖到胸骨剑突处的距离，在此距离的基础上增加10 cm作为置管深度，一般为60～65 cm，做好标记。

6. 将导管置入患者胃内，用胶布暂时固定管路，先向胃囊注气150～200 mL，用气囊压力表（或血压计）测压，约为50 mmHg，用止血钳夹闭注气管口，缓缓向外牵引管路，使胃囊压迫胃底曲张静脉，三腔二囊管外端用绷带连接0.5 kg重物，经过牵引架牵引管路，使牵引角度呈45°，牵引物距离地面30 cm。

7. 胃管置入后仍有出血，向食管囊注气100 mL，用气囊压力表（或血压计）测压，约为40 mmHg，用止血钳夹闭注气管口，使气囊压迫食管下段的曲张静脉。（无出血，则不必再向食管囊注气）。

（三）操作后

1. 记录管路留置时间，胃囊、食管囊注气的量、压力、时间。

2. 健康指导与评估：①观察患者插管后反应（有无呼吸困难、腹痛、腹胀、恶心、呕吐）；②告知患者及家属注意事项。

【注意事项】

1. 置管及注气过程中，严密观察患者表情、意识、呼吸、血压、心率等变化。

2. 考虑在连接测压和撤离血压计时常会有漏气，为保证压力可在撤走血压计后再补5 mL 气体。

3. 置管期间，定时测量气囊内压力，气囊充气 12 ～ 24 h 后应放松牵引，放气15 ～ 30 min。放气时先放食管囊，再放胃囊。如出血未止，再注气加压。

4. 当胃囊充气不足或破裂时，食管囊和胃囊可向上移位，阻塞于喉部而引起窒息，一旦发生应立即抽出囊内气体，拔出管路。对昏迷患者密切观察有无突然发生的呼吸困难或窒息表现。对烦躁或意识不清的患者，必要时约束患者双手，以防患者试图拔管而发生窒息等意外。

5. 出血停止后，放松牵引，放出囊内气体，保留管路继续观察 24 h，未再出血可考虑拔管。对昏迷患者可继续保留管路用于注入流质食物和药液。拔管前口服液状石蜡20 ～ 30 mL，润滑黏膜及管、囊的外壁，抽尽囊内气体，以缓慢、轻巧的动作拔管。气囊压迫一般 3 ～ 4 d，继续出血者可适当延长压迫时间。

三、胃残余量监测技术

【操作目的】

1. 更早地判断胃肠道排空的延迟。

2. 预防胃肠道功能障碍引起的并发症。

【禁忌证】

禁食、胃肠减压患者。

【用物准备】

无菌治疗盘、50 mL 注射器、一次性换药碗、一次性无菌治疗巾、一次性无菌纱布、温开水 100 mL、橡皮筋、听诊器。

【操作清单】

方法一：空针抽吸法

（一）操作前

评估：①患者的病情及配合程度；②患者胃管是否在位。

（二）操作中

1. 洗手，戴口罩。

2. 使用检查腕带、反问式查对的方法进行患者身份核查。

3. 患者取仰卧位。

4. 取下胃管连接头，50 mL 注射器回抽胃液，观察抽吸胃液的色、质、量。

5. 在抽吸过程中观察患者反应。

6. 将抽吸的胃内容物进行回输，回输结束后，温开水冲管。

7. 根据胃残余量调整患者的肠内营养计划。

8. 将胃管用无菌纱布包裹固定。

（三）操作后

1. 记录胃残余量的色、质、量。

2. 健康指导与评估：①观察患者胃肠反应（有无腹痛、腹胀、恶心、呕吐）；②告知患者及家属注意事项。

方法二：超声判断胃残余量

（一）操作前

评估患者的病情及配合程度。

（二）操作中

1. 洗手，戴口罩。

2. 使用检查腕带、反问式查对的方法进行患者身份核查。

3. 患者取右侧卧位。

4. 选择凸征探头、二维模式进行腹部探查，设置超声技术参数，设置适当的增益效果，设置深度（一般腹部设置范围在 5 ～ 10 cm）。

5. 均匀涂抹导电胶，探头置于右上腹斜向扫查，确定图像并冻结，进行面积测量，根据测量胃窦面积及年龄计算胃残余量。

（三）操作后

健康指导与评估：①观察患者胃肠反应（有无腹痛、腹胀、恶心、呕吐）；②告知患者及家属注意事项。

【注意事项】

1. 减少人为误差：应进行相关知识培训考核，规范操作清单，准确掌握测量方法。

2. 专人动态监测：测量结果与病情不符时，排除影响因素重复测量 2 ～ 3 次取平均值，每 4 ～ 8 h 重复进行评估。

3. 当胃残余量 < 200 mL 时，维持原速度或每 6 h 增加 20 mL，直至达到每日营养目标速度（≤ 120 mL/h）；当 200 mL ≤ 胃残余量 < 350 mL 时，将泵入速度降为原有速度的 50%；当 350 mL ≤ 胃残余量 < 500 mL 时，将泵入速度降为原有速度的 25%；当胃残余量 ≥ 500 mL，考虑空肠营养。

四、腹内压(膀胱压)监测技术

【操作目的】

1. 动态监测观察患者的腹内压变化,减少急性冠状动脉综合征的发生率及相关并发症。

2. 监测腹内压为临床医生诊断和治疗提供可靠的依据。

【禁忌证】

1. 膀胱损伤。

2. 神经源性膀胱。

3. 膀胱挛缩。

4. 尿道狭窄、断裂。

【物品准备】

25 mL生理盐水、30 mL注射器、输液器、标尺、引流袋、三通、止血钳、0.5%碘附、棉签、治疗巾、治疗盘。

【操作清单】

(一)操作前

评估:①患者病情及配合程度;②患者尿管置管情况;③有无影响测量值的干扰因素,如烦躁不安、机械通气、使用胸腹带、棉被过重等;④排空膀胱,夹闭尿管下端;⑤用物有效期。

(二)操作中

1. 洗手,戴口罩。

2. 使用检查腕带、反问式查对的方法核对患者身份信息。

3. 体位准备:患者取平卧位。

4. 碘附消毒尿管,用三通连接尿管、注射器和测压管。

5. 夹闭测压管,向尿管内注入生理盐水25 mL;断开注射器,将尿管和测压管相通。

6. 30~60 s后,以患者腋中线为零点,在患者呼气末读取腹内压值。

(三)操作后

1. 记录测量结果,报告医生。

2. 健康指导与评估:①观察患者有无腹胀、腹痛等不适;②观察患者排尿情况;③告知患者及家属注意事项。

【注意事项】

1. 减少人为误差:应进行相关知识培训考核,规范操作清单,准确掌握测量方法。

2. 专人动态监测：测量结果与病情不符时，排除影响因素重复测量 2～3 次取平均值。

3. 腹内压（IAP）< 12 mmHg 时，每 8 h 监测；IAP > 12 mmHg 时，每 4 h 监测。一旦发现 IAP 增高的征象，如患者出现腹胀、腹痛、腹部膨隆等肠道损伤征象，应及时通知医生处理。

4. 严格无菌操作：防止发生泌尿系统逆行性感染。

五、肠内营养（输注）技术

【操作目的】

1. 供给细胞代谢所需要的能量与营养底物。

2. 维持组织器官结构与功能。

3. 通过营养素的药理作用调理代谢紊乱。

4. 调节免疫功能，增强机体抗病能力。

【禁忌证】

1. 完全性机械性肠梗阻、胃肠出血、严重腹腔感染。

2. 严重应激状态早期、休克状态、持续麻痹性肠梗阻。

3. 短肠综合征早期。

4. 高流量空肠瘘。

5. 持续严重呕吐、顽固性腹泻、严重小肠炎、严重结肠炎。

6. 胃肠功能障碍，或某些要求胃肠休息的情况。

7. 急性胰腺炎初期。

8. 3 个月以内婴儿、严重糖类或氨基酸代谢异常者，不宜使用要素膳。

【物品准备】

治疗单、一次性无菌治疗巾、一次性 20 mL 注射器、无菌纱布、营养液、温开水、橡皮筋、别针、加温器、营养泵、肠内营养标识牌。

【操作清单】

（一）操作前

评估：①患者病情、意识状态、营养状态及配合程度；②说明操作的目的，取得患者配合；③患者腹部情况：腹胀、腹痛、腹泻；④肠内营养管在位情况；⑤用物有效期、设备性能。

（二）操作中

1. 洗手，戴口罩、手套。

2. 核对床号、姓名、住院号（使用至少两种方法）。

3. 协助患者取半卧位或坐位。

4. 安装营养泵，接电源。

5. 挂肠内营养液及肠内营养标识牌，将营养液泵管正确安装在营养泵上。

6. 输注前，检查肠内营养管是否在位，有无滑脱，并抽吸，查看有无胃内残留。

7. 铺治疗巾，打开接头，连接营养泵与肠内营养管，滴入生理盐水 20 mL 冲洗管路。

8. 营养泵管与肠内营养管接口处用无菌纱布包裹，将管路固定于床单位上。

9. 开启营养泵。

10. 根据患者的病情及胃肠道功能调节适当的速度，进行输注，挂肠内营养标识牌。

（三）操作后

1. 记录喂养时间、速度。

2. 健康指导与评估：①观察营养泵运行情况及患者反应（呛咳、呼吸困难、腹痛、腹胀、腹泻、恶心、呕吐等）；②告知患者及家属注意事项。

【注意事项】

1. 选择合适的肠内营养制剂、喂养途径、喂养速度（急性胃肠损伤Ⅰ级的患者推荐输注速度为 25 mL/h，用量 200～500 mL/d；Ⅱ级患者 15 mL/h 且每 12 h 评估 1 次耐受性；Ⅲ级患者 10 mL/h；Ⅳ级患者暂不考虑肠内营养。用重力滴注或注射器推注，推注每次以不超过 250 mL 为宜），营养液温度为 37～42℃。

2. 观察胃肠道是否通畅，是否有胃潴留，以免引起吸入性肺炎。

3. 胃内喂养应采取坐位、半坐位或床头抬高 30°～45°，输注结束后应维持此体位至少 30 min。

4. 肠内营养液现配现用，配好的营养液应放在 4℃冰箱中保存，保存期不超过 24 h。

5. 选用含食物纤维的营养制剂，预防便秘。（肠内营养遵循的浓度由低到高、容量由少到多、速度由慢到快的原则。）

6. 持续输注肠内营养时，宜每 4 h 使用 20～30 mL 生理盐水或温开水脉冲式冲管 1 次。

六、肠造口护理技术

【操作目的】

1. 保持造口周围皮肤的清洁，观察并预防造口及周围皮肤并发症的发生。

2. 帮助患者掌握造口护理的方法。

【物品准备】

治疗车：治疗盘、一次性治疗巾、湿纸巾、柔软卫生纸、造口袋、造口剪、一次性手套、记号笔、造口测量尺、必要时备造口附件产品（造口护肤粉、皮肤保护膜、防漏膏或防漏贴环）。

【操作清单】

（一）操作前

评估：①患者造口类型、周围皮肤情况、功能状况、有无并发症；②患者对造口接受程度及造口护理知识了解程度。

（二）操作中

1. 洗手，戴口罩、手套。

2. 核对床号、姓名、住院号（使用至少两种方法）。

3. 体位准备：患者取半坐卧位或坐位，暴露造口部位，必要时屏风遮挡。

4. 一只手按住皮肤，一只手由上而下揭除造口袋。

5. 用生理盐水或温水或湿纸巾由外向内清洁周围皮肤及造口，柔软卫生纸蘸干皮肤。

6. 评估造口及周围皮肤，根据情况使用造口护肤粉、皮肤保护膜、防漏膏/条或防漏贴环等附件产品。

7. 按测量好的造口根部大小及形状裁剪造口底盘。

8. 对准造口由下而上粘贴造口底盘，轻压内侧周围，再由内向外轻轻加压。

9. 将两件式造口袋与底盘扣紧。

10. 夹闭造口袋底端开口。

（三）操作后

1. 记录更换时间及造口情况。

2. 健康指导与评估：①告知患者衣、食、住、行相关健康宣教知识；②告知患者及家属造口护理重要性，引导其尽快接受造口，主动参与造口自我管理。

【注意事项】

1. 正确选择造口袋种类及造口附件产品。

2. 细心观察造口及造口周围皮肤有无并发症的发生。

3. 造口患者可采取半坐卧位或坐位。

4. 撕离造口袋时注意保护皮肤，动作轻柔，防止造口周围机械性皮肤损伤。

5. 以造口根部大小及形状裁剪造口底盘，造口底盘与造口黏膜之间保持适当空隙（1～2 mm），若造口处有支撑棒，可先把造口底盘"一"字形剪开1～2处，对准造口把支撑棒及肠管套入后再粘贴。

6. 注意造口与伤口的距离，更换时避免污染伤口。

7. 更换造口袋时注意保护患者隐私。

七、胰岛素笔使用技术

【操作目的】

用于胰岛素注射治疗，将血糖控制在目标范围。

【禁忌证】

1. 对胰岛素过敏患者禁用。

2. 低血糖患者禁用。

【物品准备】

75% 乙醇、棉签、胰岛素注射笔、胰岛素笔芯、一次性注射针头、执行单、治疗盘、锐器盒、医用垃圾桶、生活垃圾桶、速干手消毒液。

【操作清单】

（一）操作前

评估：①患者病情及配合程度；②患者注射部位皮肤情况：有无红肿、破溃、感染、硬结、皮下脂肪增生等；③注射餐时胰岛素及预混胰岛素时应评估患者是否准备好食物。

（二）操作中

1. 洗手，戴口罩。

2. 使用检查腕带、反问式查对的方法再次核对患者身份信息；核对胰岛素类型和注射剂量。

3. 安装胰岛素笔芯，螺旋杆复位，装入胰岛素笔芯，拧紧笔帽（预充式胰岛素笔则不需要此步骤）。

4. 预混胰岛素需充分摇匀。

5. 75% 乙醇消毒胰岛素笔芯橡皮膜，安装针头，排进笔芯内空气，新笔芯调节 4 个单位排气，已开始使用的笔芯调节 2 个单位排气，直至针头有胰岛素溢出；按医嘱调整剂量。

6. 根据患者情况选择并暴露注射部位（常用上臂或腹部），避开皮下脂肪增生、炎症、水肿、溃疡或感染部位。

7. 用 75% 乙醇消毒皮肤，待干。

8. 根据胰岛素笔注射针头的长度明确是否捏皮及进针的角度，绝大多数成人 4 mm 和 5 mm 针头无须捏皮垂直进针即可。

9. 注射完毕针头留置至少 10 s 后再拔出。

10. 单手套上外套帽，卸下针头，丢入锐器盒，向患者交代进食时间。

（三）操作后

1. 洗手，取口罩，记录。

2. 健康指导与评估：①指导患者定时监测血糖，注意观察有无低血糖发生，若有心慌、乏力、手抖、伴有严重饥饿感及时告知护士监测血糖，并在护士的指导下进食 15 g 碳水化合物，15 min 后复测血糖；②中效胰岛素、预混胰岛素，注射前应充分混匀药液；③观察注射部位的皮肤有无红肿等不适；④注射笔针头重复使用的不良反应。

【注意事项】

1. 注射部位的选择：根据胰岛素的种类，选择合适的注射部位，如腹部、大腿外侧、上臂外侧和臀部外上侧。腹部边界如下：耻骨联合以上约 1 cm，最低肋缘以下约 1 cm，脐周 2.5 cm 以外的双侧腹部；双侧大腿前外侧的上 1/3；双侧臀部外上侧；上臂外侧的中 1/3。

2. 注射部位的轮换：每周进行"大轮换"，每次进行"小轮换"；连续两次注射应间隔至少 1 cm。

3. 使用胰岛素笔注射完毕后，至少停留 10 s 再拔出针头。

4. 注射笔针头应一次性使用。

5. 未启封的胰岛素，应储存在 2 ～ 8℃环境中；已启封的胰岛素，应储存在 15 ～ 30℃室温下；开启后的胰岛素有效期在 30 d 内。

第五章
泌尿系统监测与支持技术操作

一、CRRT 治疗上机技术

【操作目的】

1. 清除炎性介质。

2. 通过清除多余水分来减轻容量负荷。

3. 纠正水、电解质和酸碱平衡紊乱。

4. 保障患者体液平衡，为全静脉营养提供了有利条件，满足患者的营养要求。

【禁忌证】

无绝对禁忌证，但下列情况应慎用。

1. 难以纠正的严重休克或低血压。

2. 无法建立合适的血管通路。

3. 恶病质，如恶性肿瘤伴全身转移。

【物品准备】

1. 用物准备：医嘱单、CRRT 机器 1 台、0.9% 生理盐水 3 000 mL、肝素钠（或枸橼酸）、0.9% 生理盐水 500 mL、透析液、置换液、PBP 液、三通 2～4 个、输血器 1 个、10 mL/20 mL/50 mL 空注射器数个、肝素帽 2 个、灭菌纱布数块、0.5% 碘附、棉签、胶布，检查用物的有效期，物品处于备用状态。

2. 患者准备：患者处于安静状态，配合操作；意识障碍不能配合患者遵医嘱合理镇静并行保护性约束；血管通路通畅。

【操作清单】

（一）操作前

评估：①患者病情及配合程度；②人工血管内瘘有无红肿、渗血、硬结；③评估患者血气分析结果、血生化结果；④用物有效期及设备性能。

（二）操作中

1. 洗手、戴口罩。

2. 采用反问式方法再次核对患者信息与腕带是否一致。

3. 根据医嘱配置预冲透析液，按要求预充管路。

4. 评估患者中心静脉导管功能：6 s 内快速回抽 20 mL 血液，检查血液有无血凝块、穿刺管周围有无红肿、渗血、渗液，固定的缝线有无脱落；更换局部敷料。

5. 上机前测量并记录患者的血压、心率、呼吸、体温，设置并确认治疗的各项参数。

6. 连接血路及透析管路，启动血泵，开始治疗。

7. 妥善固定管路，确保无打折、无扭曲。

（三）操作后

1. 记录治疗方式、开始的时间及患者生命体征。

2. 监测机器运行情况，处理报警。

3. 健康指导及评估：①观察患者反应（有无抽搐、畏寒、心悸、气促）；②告知患者及家属注意事项；③意识不清楚的患者注意预防管路滑脱。

【注意事项】

1. 严格按照操作清单操作，遵守消毒隔离制度。

2. 密切观察患者体温，避免低体温及加温过度。

3. 随医嘱调解 CRRT 及透析液参数。

4. 预冲完成后，需再次检查管路是否连接正确后再上机，特别是枸橼酸抗凝模式中的钙泵及枸橼酸泵的位置；各种夹闭处是否已打开。

5. 透析液预配制，配置及使用前"三查七对"，保证质量完好，在有效期内。

6. 患者置管状态需严密观察，妥善固定防止管路滑脱、打折、扭曲、贴壁和导管相关性感染。

二、CRRT 治疗下机技术

【操作目的】

1. 将透析器及透析管路内的血液回输到患者体内，结束透析治疗。

2. 妥善处理血管通路，及时止血。

【物品准备】

0.5% 碘附、棉签、胶布、纱布、清洁手套、生理盐水 500 mL、10 mL 盐水 1 支、肝素钠 1 支、肝素帽 2 个、5 mL/20 mL 注射器各 2 个，治疗车（治疗盘、利器盒、黄色医疗垃圾袋）。

【操作清单】

（一）操作前

评估：①患者 CRRT 治疗目标完成情况；② CRRT 管路凝血情况；③血气结果或生化结果；④患者配合程度；⑤用物有效期及设备性能。

（二）操作中

1. 洗手，戴口罩、手套。

2. 采用反问式方法再次核对患者信息与腕带是否一致。

3. 患者取平卧位。

4. 选择治疗结束，调整血流量至 50 ～ 100 mL/min。

5. 暂停血泵，将管路动脉端与生理盐水连接，开启血泵进行回血。

6. 回血结束，用 20 mL 生理盐水脉冲式冲洗血透导管，并用肝素钠 100 mg+0.9% 盐水 3 mL 按管腔容积弹丸式推注。

7. 无菌纱布包裹导管接口端并妥善固定。

8. 回顾患者治疗开始、结束时间、脱水量等，做好记录。

9. 卸载滤器及泵管，关闭机器电源开关，擦拭消毒机器。

（三）操作后

1. 在电子病历系统中记录治疗时间、抗凝剂使用情况、血气参数、脱水量、总置换液量、血滤器是否堵塞，治疗过程患者意识、生命体征和病情变化。

2. 健康指导与评估：①观察患者反应（有无抽搐、畏寒、心悸、气促、出血倾向）；②告知患者及家属注意事项。

【注意事项】

1. 预防透析导管接头污染。

2. 封管前保证管路无血液。

3. 枸橼酸封管的患者需要进行每日封管。

4. 导管按要求进行维护。

三、血液透析技术

【操作目的】

1. 清除患者体内内源性毒素。

2. 纠正水、电解质和酸碱平衡紊乱。

【禁忌证】

无绝对禁忌证，但下列情况应慎用：

1. 药物难以纠正的休克。

2. 严重心肌病变并有难治性心力衰竭。

3. 精神障碍不能配合血液透析治疗。

【物品准备】

血液透析机、透析器、血路管、0.9% 氯化钠注射液 500 mL 3 袋、血管通路维护操作物品、快速手消毒剂等。

【操作清单】

（一）操作前

评估：①患者病情、意识状态、血管通路情况；②告知患者治疗目的和方法，取得配合；③用物有效期及设备性能。

（二）操作中

1. 洗手，戴口罩。

2. 采用反问式方法再次核对患者信息与医嘱单、腕带是否一致。

3. 体位准备：协助患者取舒适卧位。

4. 开启透析机自检，将 A 红色的浓缩液吸管与中心供液 A 液端口相连，B 蓝色的浓缩液吸管与中心供液 B 液端口相连，待机器自检完毕。

5. 按血液净化护理常规安装和预冲血路管、透析器。

6. 血管通路准备：动脉、静脉内瘘穿刺或中心静脉留置导管换药。

7. 上机前测量并记录患者生命体征和体重，根据医嘱调整好各项参数。

8. 动脉端、静脉端与患者血管通路连接，血流调至 50 ～ 100 mL/min，启动血泵，当血液到达静脉端时，血流速调至 180 ～ 300 mL/min，给予抗凝剂，按亮 UF 键，开始血液透析治疗。

9. 核对各项参数，记录透析参数和患者生命体征，整理用物，监测患者生命体征。

10. 当时间窗显示 0.00 和时间键在闪动时，按时间键确认终止治疗。

11. 把血流速调至 50 ～ 100 mL/min，用生理盐水进行密闭式回血，回血完毕，对血管通路进行维护，卸下管路。

（三）操作后

1. 机器消毒及整理用物，及时记录。

2. 健康指导与评估：①观察患者血液透析反应（有无发热出汗、心慌胸闷、肌肉痉挛等）；②告知患者血液透析中的注意事项；③通路维护及饮食指导。

【注意事项】

1. 严格无菌操作，防止医源性感染的发生。

2. 机器进入治疗状态后检查循环血液管路是否妥善固定，避免管路受压、折叠和扭曲。

3. 治疗参数的设置执行双人核对。

4. 注意观察静脉压、动脉压及跨膜压的变化，观察透析器和体外循环管路的凝血情况。

5. 告知患者血液透析过程中注意事项，密切患者病情变化。

四、血液透析滤过技术

【操作目的】

1. 清除患者体内内源性毒素。

2. 纠正水、电解质和酸碱平衡紊乱。

【禁忌证】

无绝对禁忌证，但下列情况应慎用。

1. 药物难以纠正的休克。

2. 严重心肌病变并有难治性心力衰竭。

3. 精神障碍不能配合血液透析治疗。

【物品准备】

血液透析滤过机、血滤器、血路管、补液管、0.9% 氯化钠注射液 500 mL 3 袋、血管通路维护操作物品、快速手消毒剂等。

【操作清单】

（一）操作前

评估：①患者病情、意识状态、血管通路情况；②告知患者治疗目的和方法，取得配合；③用物有效期、设备性能。

（二）操作中

1. 洗手、戴口罩。

2. 采用反问式方法再次核对患者信息与医嘱单、腕带是否一致。

3. 体位准备：患者取舒适卧位。

4. 开启透析机自检，将 A 红色的浓缩液吸管与中心供液 A 液端口相连，B 蓝色的浓缩液吸管与中心供液 B 液端口相连，待机器自检完毕。

5. 按血液净化护理常规安装和预冲血路管、血滤器及补液管。

6. 血管通路准备：动脉、静脉内瘘穿刺或中心静脉留置导管换药。

7. 上机前测量并记录患者生命体征和体重，根据医嘱调整好各项参数。

8.动脉端、静脉端与患者血管通路连接，血流调至 $50 \sim 100 \ mL/min$，启动血泵，当血液到达静脉端时，血流速调至 $180 \sim 300 \ mL/min$，给予抗凝剂，按亮 UF 键，开启 HDF，开始血液透析滤过治疗。

9.核对各项参数，记录透析参数和患者生命体征，整理用物，监测患者生命体征。

10.当时间窗显示 0.00 和时间键在闪动时，按时间键确认，终止 HDF 治疗。

11.把血流速调至 $50 \sim 100 \ mL/min$，用生理盐水进行密闭式回血，回血完毕，对血管通路进行维护，卸下管路。

（三）操作后

1.机器消毒及整理用物，及时记录。

2.健康指导与评估：①观察患者治疗反应（有无发热出汗、心慌胸闷、肌肉痉挛等）；②告知患者治疗过程中的注意事项；③通路维护及饮食指导。

【注意事项】

1.严格无菌操作，防止医源性感染的发生。

2.机器进入治疗状态后检查循环血液管路是否妥善固定，避免管路受压、折叠和扭曲。

3.治疗参数的设置执行双人核对。

4.注意观察静脉压、动脉压及跨膜压的变化，观察透析器和体外循环管路的凝血情况。

5.补液管预冲量至少达到 $1\ 000 \ mL$。

五、血液灌流技术

【操作目的】

将患者的血液引出体外并经过血液灌流器，通过吸附的作用来清除人体内源性和外源性的毒性物质，最后将净化后的血液回输给患者，达到净化血液的目的。

【禁忌证】

目前尚无血液灌流的绝对禁忌证，但下列情况选择血液灌流治疗需要审慎考虑。

1.重要脏器（如肺、消化道等）严重活动性出血或有全身出血倾向，或有应用抗凝药物禁忌者。

2.经积极扩容、升压药物应用及全身辅助支持治疗中毒患者仍处于严重低血压状态，收缩压 $< 90 \ mmHg$。

3.有严重的贫血、周围循环衰竭、严重的心肺功能不全。

4.严重的血小板减少或有严重的白细胞减少。

【物品准备】

CRRT 机器、血液灌流器、体外循环管路、肝素钠 2 支、0.9% 氯化钠注射液 500 mL 6 袋、血管通路维护操作物品、快速手消毒剂等。

【操作清单】

（一）操作前

评估：①患者病情、意识状态、血管通路情况；②告知患者治疗目的和方法，取得配合；③用物有效期、设备性能。

（二）操作中

1. 洗手，戴口罩。

2. 采用反问式方法再次核对患者信息是否与医嘱单、腕带一致。

3. 体位准备：患者取舒适卧位。

4. 连接电源，启动 CRRT 机器，选择治疗模式，机器自检。

5. 机器自检结束，正确安装和预冲体外循环管路、血液灌流器。

6. 血管通路准备：动脉、静脉内瘘穿刺或中心静脉留置导管换药。

7. 上机前测量并记录患者生命体征和体重，根据医嘱调整好各项参数。

8. 动脉端、静脉端与患者血管通路连接，血流调至 50～100 mL/min，启动血泵，当血液到达静脉端时，血流速调至 200 mL/min，给予抗凝剂，开始治疗。

9. 核对各项参数，记录压力参数和患者生命体征，整理用物，监测患者生命体征。

10. 治疗结束，把血流速调至 50～100 mL/min，用生理盐水进行密闭式回血，回血完毕，对血管通路进行维护，卸下管路。

（三）操作后

1. 机器消毒及整理用物，及时记录。

2. 健康指导与评估：①观察患者血液灌流反应（有无发热出汗、心慌胸闷、肌肉痉挛等）；②告知患者治疗中及通路维护的注意事项；③通路维护及饮食指导。

【注意事项】

1. 预冲完毕，高浓度肝素盐水闭路循环 20 min，接机前用 500 mL 生理盐水将肝素盐水冲干净，同时治疗中注意观察患者有无过敏及体外循环凝血的发生。

2. 当血液灌流与其他血液净化治疗联合使用时，必须先进行血液灌流的冲洗，再与其他透析器等相连接。

六、血浆置换技术

【操作目的】

清除血液中相关疾病因子，如自身抗体免疫复合物，与蛋白结合的毒素，同种异体抗原等。

【禁忌证】

无绝对禁忌证，相对禁忌证如下。

1.对血浆、人血白蛋白、肝素、血浆分离器、体外循环管路等有严重过敏史。

2.药物难以纠正的全身循环衰竭。

3.非稳定期的心肌梗死或缺血性脑卒中。

4.颅内出血或重度脑水肿伴有脑疝。

5.存在精神障碍而不能很好配合治疗者。

【物品准备】

CRRT 机器、血浆分离器、体外循环管路、0.9% 氯化钠注射液 500 mL 3 袋、新鲜冰冻血浆、血管通路维护操作物品、快速手消毒剂等。

【操作清单】

（一）操作前

评估：①患者病情、意识状态、血管通路情况；②告知患者治疗目的和方法，取得配合；③血制品质量；④用物有效期、设备性能。

（二）操作中

1.洗手，戴口罩。

2.采用反问式查对方法再次核对患者信息与医嘱单、腕带是否一致。

3.体位准备：患者取舒适卧位。

4.连接电源，启动 CRRT 机器，选择血浆置换模式，机器自检。

5.机器自检结束，正确安装和预冲体外循环管路、血浆分离器。

6.血管通路准备：中心静脉留置导管换药。

7.上机前测量并记录患者生命体征和体重，是否使用抗过敏药物。

8.按医嘱设置治疗参数，双人核对交叉配血结果、原始血型单、输血医嘱、血浆质量，准备引血上机。动脉端、静脉端与患者血管通路连接，血流调至 50 ～ 100 mL/min，启动血泵，当血液到达静脉端时，血流速调至 120 ～ 150 mL/min，给予抗凝剂，开始治疗。

9.核对并记录透析参数，整理用物，监测患者生命体征。

10.当新鲜冰冻血浆置换完成，准备结束治疗。

11.把血流速调至 50 ～ 100 mL/min，用生理盐水进行密闭式回血，回血完毕，对血管通路进行维护，卸下管路。

（三）操作后

1. 机器外部擦拭消毒及整理用物，及时记录。

2. 健康指导与评估：①观察患者血浆置换反应（有无皮肤瘙痒、皮疹、寒战、高热、口麻腿麻、肌肉痉挛、休克等）；②告知患者通路维护等相关注意事项。

【注意事项】

1. 严格无菌操作，防止医源性感染的发生。

2. 血浆置换前做好新鲜冰冻血浆的双人核对。

3. 血浆置换血流速控制 120 ～ 150 mL/min，血浆分离速度控制 25 ～ 40 mL/min。

4. 置换液补充原则：先晶体后胶体，置换液补充方式：后稀释法。

5. 单次血浆置换剂量以患者血浆容量的 1 ～ 1.5 倍为宜，不建议超过 2 倍。

6. 密切观察患者生命体征，观察跨膜压、静脉压、动脉压变化，防止破膜。

7. 观察过敏反应、低钙反应及低血压等。

七、CRRT 体外二氧化碳清除技术

【操作目的】

1. 通过体外气体交换的方式清除血液中的 CO_2，为高碳酸血症的患者提供呼吸支持。

2. 治疗肾损伤合并高碳酸呼吸衰竭的患者。

【禁忌证】

无绝对禁忌证，但下列情况应慎用：

1. 活动性出血特别是颅内出血或颅内压增高。

2. 难以纠正的严重休克或低血压。

3. 严重心肌病变并有难治性心力衰竭。

4. 严重心律失常。

5. 严重的凝血功能障碍。

6. 精神障碍不能配合治疗。

7. 无法建立合适的血管通路。

【用物准备】

CRRT 机器 1 台、CO_2 清除膜肺、0.9% 生理盐水 3 000 mL、肝素钠（或枸橼酸）、0.9% 生理盐水 500 mL、透析液、置换液、PBP 液、三通 2 ～ 4 个、输血器 1 个、10 mL/20 mL/50 mL 空注射器数个、肝素帽 2 个、灭菌纱布数块、0.5% 碘附、棉签、胶布。

【操作清单】

（一）操作前

评估：①患者病情及配合程度。②人工血管内瘘。检查有无红肿、渗血、硬结，并摸清血管走向和搏动，确认穿刺点。③中心静脉留置导管。检查导管周围有无红肿、渗血、渗液，导管内有无血栓，固定的缝线有无脱落。

（二）操作中

1. 洗手，戴口罩。

2. 采用反问式方法再次核对患者信息与腕带是否一致。

3. 根据血气监测结果遵医嘱配置预冲透析液，设置各项治疗参数。

4. 按要求完成 CRRT 管路安装，待 CRRT 循环管路安装完成后，使用辅助管路，将 CO_2 清除膜肺串联在血路中（图 5-1、图 5-2），拧紧接头，依次将氧气源连接至膜肺进气口，连接紧密后即可进入预充阶段。上机前测量并记录患者的血压、心率、呼吸、体温及体重，再次确认并设置机器运行及治疗的各项参数。

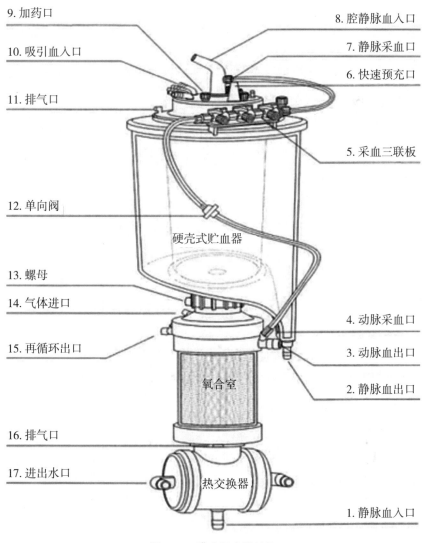

9. 加药口
10. 吸引血入口
11. 排气口
12. 单向阀
硬壳式贮血器
13. 螺母
14. 气体进口
15. 再循环出口
氧合室
16. 排气口
17. 进出水口
热交换器

8. 腔静脉血入口
7. 静脉采血口
6. 快速预充口
5. 采血三联板
4. 动脉采血口
3. 动脉血出口
2. 静脉血出口
1. 静脉血入口

图 5-1　膜式氧合器结构

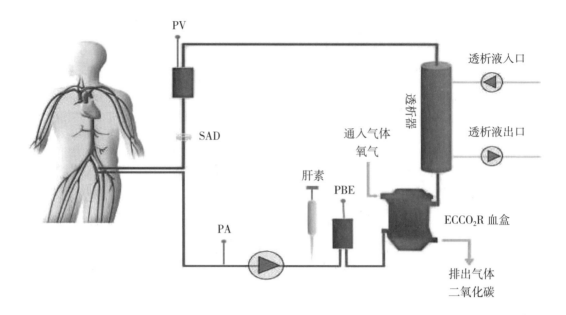

图 5-2　体外二氧化碳清除与 CRRT 连接

5. 将血路引血端（即动脉端）连接至深静脉穿刺管的动脉端，启动血泵引血。

6. 血路静脉回路看到血液时，暂停血泵，将管路回血端（即静脉端）连接至深静脉穿刺管的回血端。若患者血压低可给予预冲液，并适当调低血流速度及脱水速度。

7. 启动血泵，开始治疗。

8. 妥善固定管路，确保无打折、无扭曲。

9. 启动管路加温装置，同时根据情况为患者进行其他保温措施，如使用加温毯或增加被褥。

（三）操作后

1. 在电子病历系统中记录治疗方式、开始的时间及患者情况，同时监测机器运行情况。

2. 健康指导与评估：①启动治疗后观察患者生命体征是否平稳，有无发冷、气促、头晕等不适；②告知患者治疗情况及配合要点，意识不清的患者注意预防管路滑脱。

【注意事项】

1. 严格按照操作清单操作，严禁跨越流程。

2. 执行无菌操作，严格遵守消毒隔离制度。

3. 密切观察患者体温，避免低体温及加温过度。

4. 使用不低于 2 000 mL 的 0.9% 生理盐水进行预充，预充速度 100 mL/min，是否采用肝素盐水预充，取决于滤器及膜肺的膜材性质，预充过程中，注意观察膜肺与滤器中气泡，膜材是否充分浸润，预充完成后液体密闭循环 30 min。随医嘱调解 CRRT 及透析液参数，如有疑问，及时和主治医生沟通。

5. 按照医生处方设定好治疗参数，调整好气流速，导管流量允许的情况下，血流速 > 300 mL/min，观察患者生命体征变化，做好压力监测的记录，监测动脉血气 CO_2 水平、凝血状态。

6. 预冲完成后，需再次检查管路是否连接正确后再上机，特别是枸橼酸抗凝模式中的钙泵及枸橼酸泵的位置；各种夹闭处是否已打开。

7. 患者置管状态需严密观察，妥善固定防止管路滑脱，打折，扭曲，贴壁和导管相关性感染。

八、动脉、静脉内瘘穿刺技术

【操作目的】

1. 为透析治疗提供足够的血流量。

2. 减少动脉、静脉内瘘的并发症，延长其使用寿命，减轻患者的痛苦。

【禁忌证】

1. 动脉、静脉内瘘穿刺部位存在破溃、感染及肿胀。

2. 未纠正的严重凝血功能障碍患者。

3. 动脉、静脉内瘘评估异常者。

【物品准备】

动脉、静脉内瘘穿刺针 2 根、10 mL 注射器 1 个、一次性使用护理包、肝素钠注射液 1 支（100mg）、血压计、听诊器、直尺、记号笔、医嘱单、快速手消毒剂等。

【操作清单】

（一）操作前

评估：①患者病情、生命体征、配合程度。②内瘘血管功能。触摸动脉、静脉内瘘处震颤或听诊血管杂音强弱，观察动脉、静脉内瘘有无血肿、局部有无渗血，观察动脉、静脉内瘘侧手臂皮肤有无感染、皮疹、发红、淤青等，观察内瘘侧手臂手指末梢血管充盈情况。③用物有效期。

（二）操作中

1. 洗手，戴口罩。

2. 采用反问式方法再次核对患者信息与医嘱单、腕带是否一致。

3. 体位准备：患者取舒适卧位。

4. 评估内瘘：视诊有无红肿、渗血、硬结、皮肤破损；触诊摸清血管走向和搏动；听诊杂音大小和震颤强度。根据计划性穿刺原则，有序性选择穿刺点，用直尺测量与上一穿刺点距离（0.5 cm）并定点，告知患者此次穿刺点位。

5. 戴无菌手套→铺无菌治疗巾→消毒内瘘穿刺点，消毒直径达 10 cm →充盈穿刺针→系止血带→嘱咐握拳→穿刺内瘘静脉端→检查有回血→松止血带→嘱松拳→胶布固定→同法穿刺内瘘动脉端。

6. 静脉端注射首剂肝素（根据医嘱）。

7. 穿刺完毕后完成，准备引血进行透析治疗。

（三）操作后

1. 整理用物，及时记录。

2. 健康指导与评估：再次评估内瘘，告知患者内瘘穿刺保护注意事项。

【注意事项】

1. 正确选择穿刺点，提高成功率，保护好血管。动脉穿刺点应离开吻合口 3 cm 以上，静脉穿刺点应尽量距离动脉穿刺点 5 cm 以上。不可定点穿刺，两个穿刺点至少间隔 0.5 cm。

2. 采用正确穿刺方法：首选阶梯法，其次采用扣眼法，严格无菌操作。

3. 发现内瘘异常及时处理，预防并发症的发生。

九、腹膜透析技术

【操作目的】

清除体内废物和多余的水分，保持水、电解质和酸碱平衡。

【禁忌证】

1. 慢性持续性或反复发作性腹腔感染或腹腔内肿瘤广泛腹膜转移导致患者腹膜广泛纤维化、粘连，透析面积减少，影响液体在腹腔内的流动，使腹膜的超滤功能减弱或丧失，溶质的转运效能降低。

2. 严重的皮肤病、腹壁广泛感染或腹部大面积烧伤患者无合适部位置入腹膜透析导管。

3. 难以纠正的机械性问题，如外科难以修补的疝、脐突出、腹裂、膀胱外翻等会影响腹膜透析有效性或增加感染的风险。

4. 严重腹膜缺损。

【物品准备】

37℃腹透液、碘附帽、蓝夹子、浅色盆、弹簧秤、免洗手消毒剂、输液架、无菌纱布。

【操作清单】

（一）操作前

评估：①患者病情及配合程度；②患者腹部情况：腹胀、腹痛、腹泻；③检查患者的腹膜透析外接短管；④用物有效期。

（二）操作中

1. 洗手，戴口罩。

2. 采用反问式方法再次核对患者信息与腕带是否一致。

3. 取出患者短管并检查短管处于关闭状态。分离入液袋与废液袋，双联系统接头整理好压在腹透液下，接头朝外。

4. 手消毒，连接（五步连接法）。

"一夹"：将短管夹在小指与无名指之间，手略向下倾斜，固定不动。

"二抓"：左手拇指与食指抓住双联系统分叉处，直管在上。

"三拧"：将短管上的碘附帽拧开弃去。

"四拉"：将右手食指伸入接口拉环内用力向外拉开，拉环丢弃。

"五接"：右手将双联系统与患者身上的腹透外接短管连接起来，连接时短管口应稍朝下，旋拧双联系统接口与短管完全密合。

"六挂"：腹透液挂在输液架上，废液袋放在清洁盆内。

5. 引流：①打开短管开关开始引流；注意手勿接触外露深蓝色部位；②引流过程中注意观察引流液的颜色，量及清亮度；③引流完毕后关闭短管的开关，并用蓝夹子夹住废液管路。

6. 排气：折断透析液绿色出口，松开废液管路的夹子，数 5 s，再用蓝夹子关闭出液管路。

7. 灌注：打开短管旋钮开关，开始灌注新腹透液，灌注结束后关闭短管开关，并用蓝夹子夹闭入液管口。

8. 分离：确保"三关"：出、入管、短管开关。手消毒，检查碘附帽，包装完好无漏气，在有效期内，将有字的一面朝上缓慢打开。将"Y"形管主干末端与短管分离，短管开口稍朝下，帽上新的碘附帽并拧紧，称重记录，将短管管路用胶布固定并放好。

（三）操作后

1. 称重记录，将短管管路用胶布固定并放好；处理用物。

2. 健康指导与评估：①观察患者腹透后反应（有无腹痛、腹胀、畏寒）；②告知患者及家属注意事项。

【注意事项】

1. 保持良好的个人卫生习惯，做好导管出口处的维护。

2. 保持腹透液温度在37℃左右，忌腹透液过冷或过热。

3. 腹透液引流不畅时可适当更换患者的体位，保持大便通畅。

4. 操作时要加强无菌观念，做好保护性隔离，以防交叉感染。

5. 做好监测，每日应测体重、血压、尿量、腹透液超滤量，观察透出液的颜色和澄清度。

6. 管路固定：每次操作结束后，均需对管路做好二次固定。

第六章
康复科、骨科监测与支持技术操作

一、踝泵运动技术

【操作目的】

1. 促进下肢的血液循环和淋巴回流，防止深静脉血栓形成。

2. 增加肌肉的收缩力量，防止肌肉萎缩，改善关节的活动度。

【禁忌证】

1. 踝关节不稳、踝部骨折未痊愈。

2. 踝内有内固定。

3. 踝关节骨关节肿瘤。

4. 全身情况差，病情不稳定的患者。

5. 踝关节运动而有可能导致患者疼痛加重、炎症反应加重和肿胀加重的其他疾病。

【操作清单】

（一）操作前

评估：①环境安静、温度适宜；②评估患者身体状况、下肢及足部情况；③了解患者病情，向患者做好解释，取得配合。

（二）操作中

1. 洗手，戴口罩。

2. 双人核对医嘱，使用检查腕带、反问式查对的方法再次核对患者。

3. 协助患者取平卧位。

4. 松开床尾盖被，将患者足部暴露于盖被外，必要时使用支被架。

5. 嘱患者下肢伸展，大腿放松，指导患者缓慢勾起脚尖，至最大限度时保持 5～10 s，然后脚尖缓缓下压，至最大限度时保持 5～10 s，放松，以踝关节为中心作 360° 环绕，尽力保持动作幅度最大，顺时针和逆时针交替进行，此为一组踝泵运动。

6. 指导患者完成 10～20 组踝泵运动，总时长保持在 10 min 左右。

7. 协助患者取舒适卧位，询问需要，整理床单位，返回治疗室。

（三）操作后

健康指导与评估：①观察患者足踝部情况；②告知患者及家属注意事项。

【注意事项】

1. 对于手术患者，麻醉恢复后即可开始实施踝泵运动。

2. 指导患者分别在早、中、晚饭后和睡前 4 个时间段指导患者进行踝泵运动，每次完成 10～20 组踝泵运动。

3. 动作缓慢匀速有力，在不产生明显疼痛的范围内做，刚开始练习时用较小的力量，逐渐适应后增加强度，如果练习过程中疼痛明显，可以减少训练次数和时间或直接暂停运动。

二、抗痉挛体位（良肢位）摆放技术

【操作目的】

1. 预防或减轻痉挛和畸形的出现。

2. 保持躯干和肢体功能状态。

3. 预防并发症及继发性损害的发生。

【禁忌证】

1. 严重痴呆不能配合患者。

2. 疾病危重期血流动力学不稳定患者。

【物品准备】

枕头多个，小枕 2 个。

【操作清单】

（一）操作前

评估：①患者病情及配合程度；②患者损伤部位、管路情况。

（二）操作中

1. 洗手、戴口罩。

2. 使用检查腕带、反问式查对的方法再次核对患者身份信息。

3. 患侧卧位（首选体位）患侧在下，健侧在上，头部垫枕，背后垫枕，双手托出患侧肩部，使其尽可能前伸，前臂旋后，肘与腕均伸直，掌心向上，患侧下肢轻度屈曲位放在床上，足背伸，健腿屈髋屈膝向前放于长枕上，健侧上肢放松，放在胸前的枕头或躯干上。

4. 健侧卧位：健侧在下，患侧在上，头部垫枕，患侧上肢伸展位置于枕上，使患侧肩胛骨向前向外伸，前臂旋前，手指伸展，掌心向下；患侧下肢向前屈髋屈膝，并完全由枕头支持，注意足不能内翻悬在枕头边缘。

5. 仰卧位：头部垫薄枕，患侧肩胛和上肢下垫一长枕，上臂旋后，肘与腕均伸直，掌心向上，手指伸展位，整个上肢平放于枕上；患侧髋下、臀部、大腿外侧放垫枕，保持下肢中立位；大腿下稍垫起，保持伸展微屈。

6. 床上坐位：摇起床头成 90° 角或背部给予完全支撑，使脊柱伸展，髋关节屈曲近 90°，达到直立坐位的姿势，患侧上肢用软枕支撑，或给予一个横过床的可调节桌子，桌上放软枕，患者上肢放于桌上。

7. 拉起床栏，注意保暖。

（三）操作后

健康指导与评估：①指导患者每 2 h 更换体位 1 次，尽量少选用仰卧位；②患者导管位置及通畅情况。

【注意事项】

1. 患侧卧位时肩关节姿势不当引起肩关节脱位、肩手综合征。①偏瘫患者取患侧卧位时，患肩轻轻向前拉出，避免受压和后缩。患侧腕及手指充分打开放松，不建议在手中抓握物品；②给予患侧手及踝足充分的支持，避免处于非抗重力位。

2. 仰卧位时足不能保持中立位引起足下垂。仰卧位时足摆放成中立位，在床尾放一支被架，把被子支撑起来，避免被子压在足上，或者穿上矫形器预防足下垂。

3. 偏瘫患者抗痉挛体位中，患侧卧位是所有体位中最重要体位，可以增加患侧的感觉刺激，促进本体感觉输入、对抗患侧肢体痉挛、利于健侧手的活动；仰卧位应尽可能少用，以免引起异常反射活动；所有时间都应该避免半卧位，它能强化痉挛模式。

4. 患者抗痉挛体位摆放时，1～2 h 变换 1 次体位，以维持良好血液循环。

三、偏瘫患者体位转移指导训练技术

【操作目的】

1. 定时协助患者更换体位，使肢体的伸肌和屈肌张力达到平衡，预防压疮、坠积性肺炎、肌肉痉挛等并发症的发生。

2. 体位转移训练能协助偏瘫患者独立地完成各项日常生活活动，从而提高生存质量。

【禁忌证】

1. 生命体征不稳定患者。

2. 认知功能障碍的患者。

3. 关键肌肌力不足的患者。

【物品准备】

轮椅。

【操作清单】

（一）操作前

评估：①患者功能障碍的程度；②患者肌力、肌张力、关节活动度；③患者平衡能力、协调性；④患者需要进行的转移方式和需要帮助的程度；⑤告知患者转移的目的、方法，转移过程中的配合要点。

（二）操作中

1. 洗手，戴口罩。

2. 使用检查腕带、反问式查对的方法再次核对患者身份信息。

3. 床上移动指导训练：患者仰卧，健足置于患足下方，健手将患手固定在胸前，用健侧下肢将患侧下肢抬起向一侧移动，用健足和肩支起臀部，同时将臀部移向同侧，再将头、肩向同方向移动。

4. 辅助坐起指导训练：患者仰卧，患侧上肢放于腹上，健足放于患足下，护理人员双手分别放于患者双肩，缓慢帮助患者向健侧转身，并向上牵拉患者双肩，患者同时屈健肘支撑身体，躯体上部被上拉的同时患者伸健肘，手撑床面，健足带动患足一并移向床沿，两足平放于地面，整理成功能位。

5. 坐→立转移指导训练：患者坐于床边，双足分开与肩同宽，患足稍前，双手Bobath握手，双臂前伸，协助者站于偏瘫侧，指引其躯干充分前倾，髋关节尽量屈曲，重心向患腿移动，协助者一手放于患膝上，重心转移时帮助把患膝向前拉，另一手放于同侧臀部帮助抬起体重，患者伸髋伸膝，抬臀离开床面，慢慢站起。

6. 床→椅转移指导训练：轮椅放于床旁，与床成30°～45°夹角，协助患者坐于床边，双脚着地，躯干前倾，操作者协助其从坐位到站位，患者站稳后，操作者以足为轴慢慢旋转躯干，使患者背部转向轮椅，臀部正对轮椅正面，使其坐于椅上，双足放于脚踏板上。

（三）操作后

健康指导与评估：①观察患者反应（有无头昏、心慌、出汗、呼吸困难等）；②告知患者及家属注意事项，确保转移安全。

【注意事项】

1. 体位转移前消除患者的紧张、对抗心理，取得配合，护理人员应详细讲解转移的方向、方法和步骤，使患者处于最佳的起始位置。

2. 转移前后注意观察患者全身皮肤情况及肢体血液循环情况，有管路者转移前先固定好导管，以防滑脱。

3. 患者和操作者采用较大的站立支撑面，以保证转移动作的稳定性，操作者在患者的重心附近进行协助，注意搬移的正确姿势。

4. 由于长期卧床，患者在进行坐位训练时极易出现体位性低血压，为预防此类情况出现，应早期使用靠背床或摇床，通过逐步增加靠背角度训练患者坐起，一般 2 周左右可以完全坐起。

5. 转移中，应做到动作协调轻稳，不可拖拉，注意患者安全，鼓励其尽可能发挥自己的残存能力，同时给予必要的指导与最小的协助，并逐渐减少辅助量，最终使患者独立完成；向患者分步解释动作顺序及要求，获得其主动配合。

6. 互相转移时，两个平面之间的高度尽可能相等，两个平面尽可能靠近，两个平面的物体应稳定，如轮椅转移时必须先制动，椅子转移时应在最稳定的位置。

7. 患者坐 – 立转移、床 – 椅转移过程中，协助者站于患者正面或患侧，保护患肢，协助者用双膝扶持其的患膝，防止患膝"打软"。

8. 转移前，帮助或指导患者穿合适的鞋、袜、裤子，以防跌倒。转移后，注意保持患者体位的正确、稳定、舒适和安全。

9. 尽量让患者独立完成体位转移，被动转移应作为最后选择的转移方法，肢体功能障碍较重和认知障碍患者，不要勉强进行独立转移活动。

10. 转移频繁或转移距离过远，难以依靠一个人的帮助完成时，选择合适的转移工具，询问患者的主观反应。

四、清洁间歇导尿技术

【操作目的】

1. 使膀胱间歇性充盈和排空，有利于保持膀胱容量和恢复膀胱的收缩功能。

2. 规律排出残余尿量，减少泌尿系统和生殖系统的感染。

3. 减轻长期带管给患者带来的不便和形象受损，提高患者的生存质量。

【禁忌证】

1. 不能自行导尿且照顾者不能协助导尿的患者。

2. 认知障碍导致不能配合插管或不能按计划导尿者。

3. 尿道生理解剖异常，如尿道狭窄、尿路梗阻和膀胱颈梗阻。

4. 可疑的完全或部分尿道损伤和尿道肿瘤。

5. 膀胱容量 < 200 mL。

6. 膀胱内感染。

7. 严重的尿失禁。

8. 每天摄入大量液体无法控制者。

9. 经过治疗，仍有膀胱自主神经反射异常者。

【物品准备】

治疗单、一次性无菌治疗巾、一次性无菌导尿管（润滑剂型）、无菌纱布、无菌手套、生理盐水棉球、饮水计划单、排尿日记、手消毒剂、尿壶。

【操作清单】

（一）操作前

评估：①患者自理能力及配合程度；②患者会阴部皮肤情况、有无尿道损伤；③检查用物有效期。

（二）操作中

1. 洗手、戴口罩。

2. 使用检查腕带、反问式查对的方法再次核对患者身份信息。

3. 拉窗帘或围屏风。

4. 体位准备：患者取仰卧位，暴露会阴部，注意保暖。

5. 臀下垫治疗巾，清洗尿道口和会阴。

6. 再次洗手。

7. 用无菌手套将尿管插入尿道，引流尿液。

8. 无尿液流出时边按压下腹部，边缓慢拔管，充分排空膀胱。

9. 用纱布清洁会阴部，整理用物，洗手。

（三）操作后

健康指导与评估：①观察小便颜色、性状，记录尿量于排尿日记上；②告知患者及家属执行饮水计划，保持残余尿量在膀胱安全容量内；③告知患者及家属相关注意事项。

【注意事项】

1. 选择大小、软硬合适的导尿管，减少对尿道黏膜的机械损伤和刺激。

2. 在导尿过程中遇阻碍，先暂停 5 ～ 30 s，尿管拔出 3 cm，嘱患者深呼吸或喝口水，再缓慢插入；拔出导尿管遇阻碍，可能是尿道痉挛所致，应等待 5 ～ 10 min 再拔。

3. 尿道损伤的预防：插管时动作轻柔，男性患者经过 3 个狭窄、2 个弯曲时，嘱患者深呼吸，缓慢插入尿管，切忌用力过快过猛而损伤尿道黏膜。

4. 尿路感染的预防：每次导尿前用洗手液洗净双手，保持会阴部清洁，及时清理会阴部分泌物。

5. 注意观察相关并发症：如出现血尿；尿管插入或拔出失败；插入尿管时疼痛剧烈；排尿时尿道口疼痛；尿液混浊、有沉淀物、有异味；下腹疼痛或背部疼痛及烧灼感等，应及时报告处理。

6.导尿时机及间隔时间：病情基本稳定、无须大量输液、饮水规律、无尿路感染的情况下开始，一般于受伤后早期（8～35 d）开始；导尿间隔时间依据残余尿量多少而定，开始一般4～6 h导尿1次；根据膀胱压力及容量测定评估，残余尿量＞300 mL每日导尿6次，＞200 mL每日导尿4次，＜200 mL每日导尿2～3次，100 mL每日导尿1次，＜100 mL时可停止间歇导尿。

五、呼吸功能指导训练技术

【操作目的】

1.通过对呼吸运动的控制和调节来改善呼吸功能，尽可能恢复有效的腹式呼吸。

2.增加呼吸肌的随意运动，提高呼吸容量，改善氧气吸入和二氧化碳排出。

3.通过主动训练改善胸廓的顺应性，提高患者心肺功能和体力活动能力。

【禁忌证】

1.病情不稳定，感染尚未被控制的患者。

2.呼吸衰竭的患者。

3.评估患者训练时可能会导致病情恶化，不宜进行呼吸功能训练。

【物品准备】

治疗单、简易呼吸训练器、1～2 kg沙袋、手消毒剂。

【操作清单】

（一）操作前

评估：①患者意识及配合程度；②患者呼吸频率、血氧饱和度；③用物有效期、设备性能。

（二）操作中

1.洗手，戴口罩。

2.使用检查腕带、反问式查对的方法再次核对患者身份信息。

3.缩唇呼吸训练法：①取端坐位，双手扶膝；②用鼻吸气，吸气后屏气片刻，呼气时缩拢口唇呈吹哨样，使气体轻轻吹出，每次呼气持续4～6 s，吸气与呼气时间比为1∶2，每天练习3～4次，每次15～30 min。

4.腹式呼吸训练法：①取卧位或坐位（前倾依靠位）、或前倾站位，让患者正常呼吸，尽量放松身体；②先用鼻深吸气，使腹部隆起，吸气后屏气2～3 s，然后缩唇缓慢呼气，腹部尽量回收，缓缓吹气达4～6 s，同时双手逐渐向腹部加压，促使膈肌上移，也可将双手置于肋弓，在呼气时加压以缩小胸廓，促进气体排出；③呼气时间是吸气时间的2～3倍，呼吸频率为8～10次/min，持续3～5 min，每天数次，熟练后增加训练次数和时间。

5. 呼吸肌训练：①吸气阻力训练：患者持手握式阻力训练器吸气，先选取管径较粗的进行吹气训练，开始训练 3～5min/ 次，3～5 次 /d，以后逐步增加至 20～30min/ 次；②腹肌训练：取仰卧位，上腹部放置 1～2 kg 的沙袋，吸气时肩和胸部保持不动并尽力挺腹，呼气时腹部内陷；仰卧位下做双下肢屈髋屈膝，两膝尽量贴近胸壁，以增强腹肌力量。

（三）操作后

健康指导与评估：①观察患者面色、呼吸、血氧饱和度，必要时吸氧；②告知患者及家属相关注意事项。

【注意事项】

1. 训练前做好患者健康教育，讲解呼吸功能训练的意义、目的，取得患者配合，训练时避免患者情绪紧张。

2. 训练方案因人而异，训练过程中循序渐进，病情变化时应及时调整训练方案；避免训练过程中憋气和过分减慢呼吸频率诱发呼吸性酸中毒和呼吸衰竭。

3. 训练时间安排在两餐之间。

4. 选用放松、舒适的体位，合适的体位可放松辅助呼吸肌群，减少呼吸肌耗氧量，缓解呼吸困难症状，稳定情绪，固定和放松肩带肌群，减少上胸部活动，有利于膈肌移动。

5. 放松呼气时必须被动，避免腹肌收缩，可将双手置于患者腹肌上，判断腹肌有无收缩。

6. 注意观察患者的反应，训练时不应有任何不适症状，锻炼次日晨起时应感觉正常，如出现疲劳、乏力、头晕等，应暂停训练。

7. 训练时适当给氧，可边吸氧边训练，以增强活动信心。

六、有效咳嗽指导训练技术

【操作目的】

1. 排除呼吸道阻塞物，保持呼吸道通畅。

2. 有效排除气道分泌物，预防肺部感染。

3. 增强呼吸肌力，有利于机体康复。

【禁忌证】

1. 咯血、年老体弱者不能耐受者。

2. 脑出血急性期（7～10 d），颅内动脉瘤或动脉、静脉畸形，颅内手术后 7 d 以内。

3. 有活动性内出血、咯血，低血压、肺水肿、心血管不稳定、近期有急性心肌梗死、心绞痛史。

4. 未引流的气胸、近期有肋骨骨折或严重骨质疏松、脊柱损伤或脊柱不稳者。

5. 胸壁疼痛剧烈，肿瘤部位，肺栓塞。

【物品准备】

听诊器、痰杯、纸巾，必要时备枕头。

【操作清单】

（一）操作前

评估：①患者病情、意识状态及配合程度；②患者咳嗽能力、生命体征、双肺呼吸音和痰鸣音；③痰液性状。

（二）操作中

1. 洗手，戴口罩。

2. 使用检查腕带、反问式查对的方法再次核对患者身份信息。

3. 根据病情，协助患者取合适体位，先缓慢深吸气，吸气后屏气片刻，快速打开声门，用力收腹将气体迅速排出，引起咳嗽。

4. 患者取坐位，两腿上置一枕头，顶住腹部，咳嗽时身体前倾，头颈屈曲，张口咳嗽将痰液排出。

5. 患者取侧卧深屈膝位，利于膈肌、腹肌收缩和增加腹压，经常变换体位有利于痰液咳出。

6. 一次吸气，连续咳嗽 3 声。

7. 停止咳嗽，缩唇将余气尽量呼出。

8. 再缓慢深吸气，重复以上动作，连续做 2～3 次后，平静呼吸几分钟再重新开始，必要时结合拍背。

9. 拍背原则：将手指合拢成杯状，依靠手腕的力量，均匀有节奏地叩击，从下至上、从外至内，力度以不使患者产生疼痛感为宜。

（三）操作后

健康指导与评估：①听诊肺部呼吸音；②观察患者反应（有无呼吸困难、胸闷憋气）；③告知患者及家属注意事项。

【注意事项】

1. 有效咳嗽训练时避免患者情绪紧张，做好解释工作，取得患者的配合。

2. 痰液黏稠不易咳出者，可先用雾化吸入祛痰药（沐舒坦、糜蛋白酶）稀释痰液，或应用支气管舒张剂，必要时先吸痰再雾化。

3. 无心肾功能不全者每日饮水 1 500 mL 以上，避免甜食。

4. 避免阵发性咳嗽，连续咳嗽 3 声后应注意平静呼吸片刻。有脑血管破裂、栓塞或血管瘤病史者应避免用力咳嗽。

5. 根据患者体型、营养状况、咳嗽的耐受程度，合理选择有效咳嗽训练的方式、时间和频率。咳嗽训练一般不宜长时间进行，可在早晨起床后、晚上睡觉前或餐前 30 min 进行，持续鼻饲患者操作前 30 min 应停止鼻饲。

6. 检查患者胸腹部有无伤口，并采取相应的措施，避免或减轻因咳嗽而加重伤口的疼痛。嘱患者轻轻按压伤口部位，亦可用枕头按住伤口，以抵消或抵抗咳嗽引起伤口局部的牵拉和疼痛。

7. 遵循节力、安全的原则。操作过程中密切观察患者意识及生命体征变化。

8. 有效咳嗽排痰的评价指标：痰量减少，每日 < 25 mL；病变部位呼吸音改善，无湿啰音；患者对治疗反应良好；血氧饱和度好转；胸片改善。

七、抗血栓梯度袜使用技术

【操作目的】

1. 恢复手术后下肢静脉的功能，消除各种手术后的水肿，促进伤口愈合。

2. 消除妊娠晚期孕妇的下肢水肿，预防妇女生产后的下肢静脉曲张和深静脉血栓形成。

3. 消除由静脉曲张、下肢静脉血液回流障碍引起的肿胀、酸痛，使变黑硬化的皮肤逐渐好转，溃疡皮肤愈合，使曲张程度较轻的迂曲静脉恢复原状。

4. 预防长期卧床患者的下肢深静脉血栓形成。对长时间站立、坐位、重体力劳动者可减轻下肢酸胀不适，预防下肢静脉曲张。

【禁忌证】

1. 失代偿性充血性心力衰竭。

2. 下肢动脉硬化闭塞症。

3. 局部皮肤问题：皮炎、脓肿、坏疽、压力性损伤等。

4. 进展性糖尿病微血管病患者、感觉迟钝者，或踝肱指数小于 0.8 的患者。

5. 下肢深静脉血栓急性期。

6. 腿部严重畸形。

7. 对抗血栓梯度袜材料过敏。

8. 医生诊断为其他不适宜使用弹力袜的疾病。

【物品准备】

治疗盘、抗血栓梯度袜、软尺、指甲剪、弯盘。

【操作清单】

（一）操作前

评估：①患者病情、患侧腿部、足部以及手脚指（趾）甲情况；②向患者做好解释，取得配合；③用软尺测量患者足踝部最小周径和大腿（或小腿）的最大周径，结合医嘱选择合适尺寸、合适长度、合适压力等级的弹力袜。

（二）操作中

1. 洗手，戴口罩。

2. 双人核对医嘱，使用检查腕带、反问式查对的方法再次核对患者身份信息。

3. 协助患者取坐位。

4. 协助患者修剪手脚指甲。

5. 穿袜：①手伸进袜筒，捏住袜筒内二寸的部位，另一手把袜筒翻至袜跟；把绝大部分袜筒翻过来，展顺，以便脚能轻松地伸进袜头；②两手拇指指掌在袜子内侧，四指抓住弹力袜把脚伸进弹力袜，两手拇指向外撑紧弹力袜，四指与拇指协调把弹力袜拉向踝部，调整袜跟至正确的位置；③把弹力袜顺腿部循序往回翻并向上拉，穿好后将弹力袜贴身抚平。

6. 脱袜：①把弹力袜的袜口向下褪到脚踝处；②将两个拇指都伸入袜筒内，轻柔地将弹力袜褪过脚踝；③缓缓将弹力袜从腿上脱下。

7. 协助患者取舒适卧位，询问需要，整理床单位。

（三）操作后

健康指导与评估：①观察患者下肢皮肤颜色、温度、足背动脉搏动等，有无疼痛、肿胀等不适；②告知患者及家属注意事项。

【注意事项】

1. 选择合适尺寸弹力袜。应避免松弛的弹力袜向踝部滑落，而使局部过度受压。如有周围动脉硬化闭塞症病变，或者糖尿病足神经营养障碍者，弹力袜使用不当时，有可能造成局部坏死，甚至需要截肢。

2. 患者腿部及足部存在感染、皮炎、溃疡、出血、坏疽等暂不使用。

3. 每天检查皮肤情况 2～3 次，特别是足跟、踝部及袜口处。注意观察下肢血运情况（皮肤的温度、颜色、足背动脉的搏动等），如果下肢皮肤出现斑纹、水疱或者变色，或者感觉不舒适、疼痛，应停止使用弹力袜。

4. 确认正确的穿法，勤修剪手脚指（趾）甲，在干燥的季节要预防脚后跟皮肤皲裂，避免刮伤弹力袜。此外还要经常检查鞋内是否平整，防止杂物造成弹力袜不必要的磨损，延长使用寿命。洗涤要用中性洗涤液，在温水中手洗，不要拧干，要用手挤或用干毛巾吸除多余的水分，于阴凉处晾干，勿置于阳光下或人工热源下晾晒或烘烤。穿久的弹力袜的线头勿拉剪，洗过的弹力袜可放入冰箱冷藏，促进其弹性恢复。

八、首次下床活动技术

【操作目的】

1. 预防深静脉血栓的形成。

2. 防止关节僵硬、肌肉萎缩，促进平衡功能的恢复。

3. 增加肺活量，防止肺部并发症。

4. 减轻腹部胀气，促进胃肠功能恢复，预防肠粘连及尿潴留。

5. 改善胰岛素抵抗。

6. 加速康复进程，缩短住院时间。

【禁忌证】

1. 心衰、极度衰竭患者。

2. 感染、大出血患者。

3. 有特殊固定或制动要求的患者。

4. 其他医嘱绝对卧床的患者。

【物品准备】

血压计、听诊器。

【操作清单】

（一）操作前

评估：①患者病情及配合程度；②患者无头晕、心慌等不适症状；患者生命体征平稳、疼痛评分＜4分，肌力≥4级；③引流管固定良好、引流通畅、伤口敷料无渗血等；④相关风险因素：病房温度、地面清洁干燥、无障碍物。

（二）操作中

1. 洗手，戴口罩。

2. 使用检查腕带、反问式查对的方法再次核对患者身份信息。

3. 向患者介绍下床活动目的及注意事项。

4. 床上活动，无不适循序渐进至下一步：①患者床上自主翻身活动；②床头抬高30°～60°，15～30 min，无头晕、胸闷、心悸等不适；③双下肢放下床沿（髋关节置换术后患者应先将健侧肢体垂至床沿下，再托住患肢移至床沿下，移动过程中注意保持患肢外展中立位），双手扶床栏，坐位10～20 min，无头晕、胸闷、心悸等不适。

5. 床旁活动，无不适循序渐进至下一步：①妥善固定各种管路；②患者着适宜长裤、穿带后跟的防滑鞋；③患者双手扶床栏，在护士或家属搀扶下床旁站立 3 ～ 5 min，无头晕、胸闷、心悸等不适；④患者双手扶床栏，在护士或家属搀扶下床旁活动 5 ～ 15 min。

6. 室内活动：总下床活动时间不超过 30 min，过程中有任何不适立即停止活动卧床休息，同时汇报医生给予对症处理及密切观察病情变化。

7. 活动完毕协助患者回床休息，取舒适体位。

8. 妥善固定各管路，确保管路通畅。

（三）操作后

1. 记录患者下床活动时间及评价。

2. 健康评估及宣教：①观察患者下床活动后反应（有无疼痛、头晕、胸闷、心悸等不适）；②告知患者及家属注意事项。

【注意事项】

1. 留置导尿管及引流管者，应妥善固定管路集尿袋及引流袋，尿袋不可高于膀胱，必要时可使用相应的辅助工具，保障患者安全。

2. 对术后患者进行疼痛评估，采取合理有效的镇痛措施，可先在床上开始四肢锻炼，尽早下床活动。

3. 下床活动过程中，避免跌倒、骨折、切口断裂、再骨折以及腰椎内固定松动、钉棒断裂骨折等情况的发生，避免发生体位性低血压。

九、重症患者目标导向的早期活动技术

【操作目的】

达到患者所能承受的最高水平的功能训练，避免 ICU 获得性衰弱。

【禁忌证】

无绝对禁忌证，针对患者不同阶段采取不同的活动技术。

【物品准备】

呼吸管路、输液管路、动脉管路、尿管、胃管、各种引流管的妥善固定 / 延长、心电监护。

【操作清单】

（一）操作前

评估：①患者生命体征、意识状态、肌力、身体移动能力、导管状态；②向家属和患者解释操作目的，取得配合。

（二）操作中

1. 洗手、戴口罩。

2. 采用核对腕带、反问式查对的方法核对患者身份信息。

3. 八步实施法：①肢体活动。主动活动每日 2 次 / 被动活动每日 10 次。②床头抬高。抬高床头＞ 45° 持续超过 1 h，每日 2 次。③床上坐位。调整床位为椅式状态，床头＞ 60°，持续超过 1 h，每 2 h 1 次。④床上端坐。调整为心力衰竭椅式状态，持续超过 4 h/ 次。⑤坐在床边。每次 20 min。⑥站在床边。站立＞ 2 min/ 次，每日 2 次。⑦移动至椅子。移动患者坐到椅子上＞ 60 min 并每隔 1 h 调整患者坐姿，2 ～ 3 次 /d。⑧行走耐受训练。记录患者行走距离和使用的辅助装置，2 ～ 3 次 /d。

（三）操作后

1. 取舒适体位，妥善固定各类导管

2. 健康指导与评估：①告知患者保持全身放松；②被动运动疼痛不耐受时，需要及时告知；③记录患者被动运动的方式、频率和治疗效果。

【注意事项】

1. 每次活动在患者耐受范围进行，当患者出现以下任一情况时应立即暂停功能锻炼。①心血管系统：超过年龄最高心率预计值的 70%、休息时心率下降 20% 以上、收缩压 / 舒张压下降 20% 以上、直立性低血压、心律失常。②呼吸系统：呼吸频率＜ 5 次 /min 或＞ 40 次 /min；SPO_2 ＜ 88%；机械通气时 FiO_2 ≥ 0.6、PEEP ≥ 10 cmH_2O、气管插管或气管切开导管脱落、人机对抗。③神经系统：意识改变、不遵守指令、头晕或烦躁。④其他：跌倒 / 坠床、出血、胸痛、医疗设备故障或患者主诉不适。

2. 八步法中第二到第四步，需要每 30 min 查看患者的耐受程度至少 2 次。

3. 第一步到第四步依据临床医生的判断和（或）患者的耐受程度，任何一步都可跳过或重来，患者耐受程度评估也应包括实施过程中和实施后。

4. 操作前注意与患者或家属沟通，以获取最佳配合。

5. 早期目标导向治疗的方案要集合 ICU 医生、护士及物理治疗师的意见。

第七章
五官科护理技术操作

第一节 耳鼻喉护理技术操作

一、外耳道冲洗技术

【操作目的】

冲洗外耳道分泌物，耵聍及异物。

【禁忌证】

1. 鼓膜外伤性穿孔患者。

2. 耳部出血原因未明者，耳外伤患者尤其怀疑颅底骨折者。

3. 有急、慢性化脓性中耳炎者，耳源性并发症如颅内感染者等。

【物品准备】

治疗巾、注射器、弯盘、消毒长棉签、棉球、温生理盐水 500 mL，额镜。

【操作清单】

（一）操作前

评估：①患者年龄、病情、自理、合作程度；②患者耳道局部情况，如耳道有无耵聍、脓液等；③向患者进行解释，取得配合；④用物有效期、设备性能。

（二）操作中

1. 洗手，戴口罩。

2. 使用检查腕带、反问式查对的方法对患者进行身份核查。

3. 协助患者取坐位或卧位，头偏向健侧，颈肩部铺清洁治疗巾；将弯盘紧贴于患者患侧耳垂下方部皮肤，以便冲洗时水可流入弯盘。

4. 操作者用一只手向后上轻拉患耳，使外耳道成一直线，用另一只手拿注射器抽吸温生理盐水，沿外耳道后壁轻轻推入，反复冲洗，直至将耵聍或异物冲净为止。

5.用棉签轻拭耳道，将棉球放入外耳道，并为患者清洁面部。

（三）操作后

健康指导与评估：①观察患者耳道冲洗后有无出现头晕、恶心等不适；②嘱患者不挖耳，如果耵聍过多，及时去医院清理；③嘱患者预防感冒，遵医嘱用药和随访。

【注意事项】

1.冲洗液温度应与正常体温相近，不可过凉或过热以免刺激内耳引起眩晕、耳鸣等不适。

2.动作轻柔，冲洗器头宜放在外耳道的外 1/3 处，对着外耳道后上壁注入，冲洗时切勿直射鼓膜，避免造成鼓膜损伤。

3.观察患者有无不良反应，注意有无眩晕、恶心、呕吐等内耳刺激征。

4.坚硬而嵌塞较紧的耵聍，先用 3%～5% 的碳酸氢钠溶液润滑后再冲洗。

5.外耳道深部不易取出的微小异物或耵聍栓，需要专科医生诊疗后处理，患者不能自行处理。

二、鼻腔冲洗技术

【操作目的】

1.清洁鼻腔、治疗鼻部疾病。

2.清洗过敏原、炎性分泌物，湿润干燥黏膜，促进鼻腔黏膜内血液循环，减轻鼻塞症状。

3.减少术腔结痂，促进鼻腔鼻窦内分泌物排出，常用作鼻腔及鼻窦疾病的围手术期治疗。

4.避免术后恢复过程中鼻腔窦口粘连，术腔粘连，提高治愈率。

【禁忌证】

1.脑脊液鼻漏、重度中耳感染的患者。

2.鼻颅底开放术、鼻中隔术后 3 d 内的患者。

3.严重血液病、严重心脑血管疾病、哮喘发作期、鼻腔有出血的患者。

【物品准备】

可调式鼻腔清洗器、药液、毛巾。

【操作清单】

（一）操作前

评估：①患者病情、年龄、意识状态；②患者的自理能力、合作程度；③患者鼻腔局部状况，包括鼻腔黏液、鼻腔分泌物、鼻腔是否通畅，是否有鼻腔渗血等；④用物有效期、设备性能。

（二）操作中

1. 洗手，戴口罩。

2. 使用检查腕带、反问式查对的方法核对患者信息，做好解释工作，取得患者的配合。

3. 指导患者擤鼻，解开患者衣领；协助患者取坐位或站立位，头部位于洗手池上方，低头，身体微向前倾。

4. 打开鼻腔清洗器，确认鼻塞端口处于关闭位置，拔出清洗器上盖盖塞。

5. 协助患者一手握住瓶体凹陷处，并用食指堵住上盖进气孔，旋转鼻塞端口至合适的出水位置（分较小出水量和较大出水量）。

6. 指导患者将鼻腔清洗器的鼻塞端口堵住需冲洗的鼻孔，用食指堵住冲洗器气孔，握住清洗器瓶体的手同时挤压瓶体开始冲洗。冲洗时，指导患者低头前倾30°，张口缓慢平静呼吸，勿说话，勿做吞咽动作

7. 当水流强度变弱时，指导患者将食指离开清洗器上进气孔，同时将握清洗器的手放松，瓶体依靠弹性重新回复原位后，再继续冲洗，一次冲洗量约 260 mL。

8. 清洗器内溶液使用完后，将上盖旋下，将补充药液注入清洗器内继续使用。同样方法冲洗对侧鼻腔。

9. 冲洗完毕后，将清洗器鼻塞端口旋至"0"位置，重新盖上盖塞。

（三）操作后

健康指导与评估：①冲洗完毕，头向前倾，让鼻腔内残液排出，然后分侧轻轻擤鼻，以助排净；②指导患者勿用力擤鼻及挖鼻，以防鼻腔出血；③指导患者鼻腔冲洗完毕后，用清水将鼻腔冲洗器冲洗干净，悬挂风干备用。冲洗器应2～3周更换一个，防止细菌、真菌滋生。

【注意事项】

1. 冲洗前，应仔细检查冲洗器的质量，确认冲洗器密闭良好无漏液，确认清洗器鼻塞端口倾斜向上；检查药液有无沉淀变质，是否在有效期内。

2. 冲洗药液温度应与正常体温相近，不可过凉或过热，气温较低时，可将冲洗液瓶放在40℃温水中加热至与正常体温接近。

3. 严密观察患者冲洗时的反应。如出现鼻腔出血、耳闷等不良反应时，应停止冲洗。

4. 观察患者冲洗后有无头痛、鼻部刺痛、耳闷等不良反应。

5. 鼻内镜术后的患者，一般于填塞敷料取出后的次日进行鼻腔冲洗，如行鼻中隔矫正的患者冲洗时间需要延后。

三、剪鼻毛技术

【操作目的】

1. 鼻内手术的常规术前准备。

2. 便于鼻前庭皮肤的清洁，防止交叉感染。

3. 使手术视野变得清晰。

【禁忌证】

1. 小儿或不能配合者。

2. 鼻出血者。

【物品准备】

额镜、光源、手套、治疗盘、消毒钝头眼科剪、0.5% 碘附、无菌棉签、油膏、纱布。

【操作清单】

（一）操作前

评估：①患者病情、自理能力及合作程度；②患者鼻腔情况，如鼻腔内有无分泌物、皮肤是否完整；③用物有效期。

（二）操作中

1. 洗手，戴口罩。

2. 使用检查腕带、反问式查对的方法核对患者信息，告知患者剪鼻毛时屏住呼吸。

3. 患者取坐位，擤净鼻涕，清洁鼻腔，头稍后仰，固定。

4. 操作者戴额镜，开光源，检查鼻前庭及鼻腔情况，进一步清洁鼻腔。

5. 戴手套，将油膏用棉签均匀涂在剪刀两叶。操作者右手持剪刀。左手持纱布固定鼻部，将鼻尖向上推。将鼻前庭四周鼻毛剪下，检查鼻毛有无残留。

6. 用棉签或纱布清洁落在鼻前庭的鼻毛。

7. 检查是否剪除干净。

8. 用碘附棉签消毒鼻前庭，依法剪对侧。

9. 观察鼻腔黏膜及鼻前庭有无破损，并记录。

（三）操作后

健康评估及宣教：①控制好鼻毛修剪的次数，1 个月修剪 1 ～ 2 次；②鼻毛不能剪得太短。

【注意事项】

1. 操作时灯光焦点集中于一侧鼻前庭。

2. 操作时应用钝头眼科剪，剪刀弯头朝向鼻腔，剪刀贴住鼻毛根部，动作要轻，避免破坏鼻前庭皮肤及鼻腔黏膜。

四、气管套管清洗消毒技术

【操作目的】

1. 防止分泌物堵塞套管，引起呼吸不畅。

2. 保持气管套管清洁，预防局部及肺部感染。

【禁忌证】

无禁忌证。

【物品准备】

生理盐水、一次性橡胶手套、不锈钢透气带盖容器、无菌治疗碗 2 个、气管套管毛刷、无菌内套管。

【操作清单】

（一）操作前

评估：①患者病情及配合程度；②套管材质，套管系带松紧度，管内痰液的颜色、性质及量；③用物有效期。

（二）操作中

1. 洗手，戴口罩。

2. 使用检查腕带、反问式查对的方法再次核对患者。

3. 体位准备：患者取坐位或半卧位，充分暴露颈部。

4. 戴手套，为患者吸净气管套管内分泌物。

5. 一手固定外套管柄两端，一手顺其弧度缓慢取下内套管置于治疗碗中。

6. 洗手，更换手套。

7. 再次核对内套管型号，取出无菌内套管，一手固定外套管柄两端，一手顺其弧度缓慢放入内套管，将内套管缺口与外套管上的固定栓错位。

8. 检查并调节套管系带松紧度，以伸入一指为宜。

（三）操作后

1. 携用物回治疗室，进行预处理（消毒）。

2. 健康指导与评估：①观察患者生命体征、套管固定情况、系带松紧度；②告知患者及家属注意事项；③出院气管套管消毒：刷洗干净后，金属气管套管用煮沸法，煮沸 5～10 min，塑料气管套管则用过氧化氢浸泡 10～15 min，用生理盐水冲洗、晾干后备用。

【注意事项】

1. 用物准备：气管套管、治疗碗、气管套管刷、带盖容器应专人专用，防止交叉感染；治疗碗、气管套管刷及带盖容器定时消毒。

2. 操作时：若气管内分泌物干燥不易取出内套管时，宜先用生理盐水充分湿化；内套管消毒完毕后，应及时放入，不宜取出时间过长，否则外套管分泌物干结，内套管不易再放入；取出和放入内套管时动作轻柔，避免套管壁的刺激引起患者不适。

3. 操作后：内套管刷洗后将其对光检查，判断是否刷洗干净，防止分泌物残留。

4. 细心观察：观察患者生命体征及气管内分泌物颜色、性状、量，必要时做细菌培养；观察外套管系带松紧度，并根据情况随时调节；观察颈部敷料是否污染，如有污染及时更换。

5. 管路通畅：每次更换内套管后，应再次确认气管套管是否固定妥善、是否通畅，防止脱管。

6. 更换频次：清洗消毒内套管 1 次 /6 ～ 8 h，分泌物较多的患者及儿童可增加消毒频次；尝试堵管的患者每天消毒内套管 1 次。

7. 对于特殊感染的患者，严格执行消毒隔离制度，最后清洗特殊感染者的套管，并与消毒供应室做好交接。

五、气管切开换药技术

【操作目的】

1. 了解气管切开患者伤口愈合情况。

2. 清除气管造瘘口周围的分泌物，减少细菌及分泌物的刺激，使创面清洁，预防感染。

3. 促进创面愈合，增加患者舒适度。

【禁忌证】

1. 特殊伤口（如新的手术方式、感染伤口等）医生换药的气管切开患者。

2. 有出血倾向的患者。

【物品准备】

治疗车、治疗盘、治疗巾 1 块（用于铺简易盘）、无菌换药盘 1 个（内置弯盘、止血钳、枪状镊、剪口纱布、75% 乙醇棉块若干、生理盐水棉块 2 ～ 3 块、大小适宜，备用）置入简易盘内、胶布、手套、污物袋、生活垃圾桶、医用垃圾桶、快速手消毒剂。

【操作清单】

（一）操作前

评估：①患者病情及配合程度。②负压装置的性能。如有效期、密闭性、负压吸引状况等。③患者造瘘口分泌物的颜色、性质、量。④气管套管的位置是否合适、套管是否通畅、有无脱管迹象、套管固定绳松紧度是否合适、患者有无呼吸困难。⑤用物有效期。

（二）操作中

1. 洗手，戴口罩。

2. 使用检查腕带、反问式查对的方法再次核对患者身份信息。

3. 体位准备：患者取舒适坐位或仰卧位，协助患者解开衣领，肩下垫枕，充分暴露气管造瘘口。

4. 戴手套，经套管吸痰，取下喉垫，观察分泌物的颜色、性质、量，观察造瘘口皮肤颜色、气味、愈合情况。

5. 戴手套，用枪状镊夹取乙醇棉块，传递至止血钳。

6. 用止血钳夹紧乙醇棉块，在距套管柄 10 cm 处由外向内 Z 字形依次消毒皮肤，消毒面积为切口周围 15 m²，消毒顺序为套管柄的高侧、远侧，再近侧、下侧。

7. 止血钳夹取乙醇棉块擦拭套管柄下方，再用生理盐水棉块擦净套管柄上的分泌物，直至套管根部

8. 枪状镊夹取清洁的剪口纱布垫于套管柄下，胶布固定。

9. 调节套管系带松紧度，以伸进 1 指为宜。

（三）操作后

1. 观察患者主诉，并记录伤口情况。

2. 健康指导与评估：①卧床患者。给予床头抬高 30°～ 45°，定时翻身扣背。②指导患者保持切口处皮肤清洁干燥。

【注意事项】

1. 操作前：告知患者消毒皮肤时，由于乙醇有一定的刺激性，可能会出现不同程度的咳嗽，指导患者深吸气或示意操作人员暂停。

2. 操作时：严格遵循无菌技术，避免跨越无菌区。夹取消毒棉块时应用镊子进行传递，镊子不可触及止血钳；接触患者的止血钳不可直接进入换药盘内；每块乙醇棉块只用 1 次；操作者动作轻柔，避免套管过度活动摩擦气管壁引起患者咳嗽。

3. 细心观察：观察擦拭棉块分泌物颜色、性质、量，若有颜色异常应及时行分泌物培养及药敏试验；观察患者病情变化，如出现轻微咳嗽，可指导患者深吸气，如出现咳嗽剧烈、憋气、气道分泌物过多时，应暂停操作，及时清理气道分泌物。

4. 管路通畅：每次行气管切开伤口换药后，应再次确认气管套管是否固定妥善、是否通畅、套管系带松紧度，防止脱管。

5. 预防气管异物：操作时选择适宜的器械，尽量使用止血钳夹取用物，防止消毒棉块经气管套管落入气道内。

6. 如遇特殊耐药菌感染、绿脓杆菌感染等，换药时应严格执行无菌操作、遵循消毒隔离制度、最后进行特殊感染患者换药，操作用物使用一次性物品，防止交叉感染。

六、鼻窦负压置换技术

【操作目的】

1. 利用吸引器具使鼻窦形成负压，吸出鼻窦内分泌物。

2. 利用吸引器具使药液进入鼻窦腔内，治疗慢性鼻窦炎。

【禁忌证】

1. 急性鼻窦炎或慢性鼻窦炎急性发作期。

2. 高血压患者。

3. 鼻腔肿瘤及局部或全身有病变而易发生鼻出血者。

4. 吞咽功能障碍者。

【物品准备】

连接吸引器的橄榄头、1% 盐酸麻黄碱滴鼻液、负压置换液、负压吸引装置（中心负压吸引装置）、镊子、滴管、纱布。生活垃圾桶、医用垃圾桶、快速手消毒剂。

【操作清单】

（一）操作前

评估：①患者病情、自理能力、合作程度；②患者鼻腔内有无出血，有无异物及填塞物；③用物有效期、设备性能。

（二）操作中

1. 洗手，戴口罩。

2. 使用检查腕带、反问式查对的方法再次核对患者身份信息。

3. 用 1% 盐酸麻黄碱滴鼻液（儿童用 0.5% 盐酸麻黄碱滴鼻液）收缩鼻黏膜，使窦口开放。

4. 体位准备：患者取仰卧位，肩下垫枕，伸颈，使颏部与外耳道口连线与水平线（即床平面）垂直。用滴管自前鼻孔缓慢注入 2～3 mL 药液，嘱患者张口呼吸。

5. 用连接吸引器（负压不超过 24 kPa）的橄榄头塞于患者一侧鼻孔，同时用一手指轻压对侧鼻翼以封闭该侧前鼻孔，指导患者均匀地发出"开－开－开"之声，使软腭断续上提，间断关闭鼻咽腔，同步开动吸引器行负压吸引 1～2 s，使鼻腔形成短暂负压，利于鼻窦脓液排出和药液进入。上述操作重复 6～8 次，鼻窦内分泌物吸出同时，药液进入鼻窦，达到充分置换目的。

6. 若患儿年幼不能合作时，其哭泣时软腭已自动上举，封闭鼻咽部，或让其尽量张大口，则软腭可将鼻咽封闭。

7. 同法治疗对侧。

8. 操作完毕，协助患者坐起，吐出口内、鼻腔内药液及分泌物，部分药液将仍留于鼻腔内。根据病情，1～2 d 行鼻窦负压置换 1 次。

（三）操作后

1. 协助患者取舒适体位，询问患者主诉。

2. 清理用物，洗手，记录。

3. 健康指导与评估：①指导患者治疗结束后 15 min 内，避免擤鼻及弯腰；②嘱患者预防感冒，遵医嘱用药和随访；③如有不适及时就诊。

【注意事项】

1. 操作前：向患者讲解操作目的、注意事项、配合方法，评估患者有无禁忌证，合作程度，鼻腔有无出血、异物及填塞物。

2. 操作时：动作轻柔，抽吸时间不可过长，负压不可过大（一般不超过 24 kPa），以免损伤鼻腔黏膜，引起头痛、耳痛及鼻出血，若出现此情况应立即停止吸引。

3. 细心观察：观察患者鼻腔黏膜有无损伤、出血。若鼻腔出血，应立即停止操作，双手捏紧鼻翼，指导患者张口呼吸，冷敷患者额部及鼻根部 10 min，如出血仍未缓解，立即通知医生处理。

4. 急性鼻窦炎或慢性鼻窦炎急性发作期，不用此法，以免加重出血或致感染扩散；高血压患者不宜用此法，因治疗中应用盐酸麻黄碱滴鼻液以及所采取的头位和鼻内的负压状态，可使患者血压增高、头痛加重；鼻腔肿瘤者及局部或全身有病变而易发生鼻出血者，不宜采用此法治疗；行鼻窦负压置换 4～5 次不见效者，应考虑改用其他治疗方法。

七、耳郭假性囊肿抽液加压包扎技术

【操作目的】

抽除耳郭假性囊肿内囊液，通过加压，治疗假性囊肿疾病。

【禁忌证】

1. 有严重心脏病、合并其他严重脏器疾病、严重精神障碍者。

2. 囊肿较小、皮肤稍微增厚者。

3. 两次穿刺加压包扎后疗效仍不明显者。

【物品准备】

5 mL 注射器、0.5% 活力碘、棉球、纱条、胶布、绷带、无菌镊、无菌手套、治疗碗、弯盘、生活垃圾桶、医用垃圾桶、快速手消毒剂。

【操作清单】

（一）操作前

评估：①患者病情、自理能力、合作程度；②囊肿部位、大小等；③用物有效期。

（二）操作中

1. 洗手，戴口罩。

2. 使用检查腕带、反问式查对的方法再次核对患者身份信息。

3. 体位准备：协助患者坐位，健侧耳部靠椅背上；或侧卧位，患耳向上。

4. 戴无菌手套，用 0.5% 碘附棉球消毒囊肿穿刺部位及耳郭皮肤。

5. 左手固定耳郭，中指置放耳郭后部囊肿处，轻轻向前推，右手持注射器于囊肿下方边缘进针，进入囊腔后缓慢抽吸，抽干囊液。

6. 拔针后用消毒棉球压住缩陷的囊肿，耳后部垫放纱条，耳郭前部囊肿周围填压棉球，外覆盖纱布，胶布固定。

7. 绷带包扎患耳，固定好覆盖填压的棉球和纱布。

（三）操作后

1. 询问患者主诉，记录抽出液体的颜色、性状及量。

2. 健康指导与评估：①穿刺后保持耳郭清洁，预防感染；②包扎期间如耳郭疼痛，及时复诊，松开绷带检查耳郭情况，观察有无局部感染症状。

【注意事项】

1. 操作前：告知患者操作目的、操作方法及配合的注意事项，消除患者紧张、焦虑情绪，指导患者若有不适及时示意操作人员暂停；固定好患者头部，防止进针时患者躲闪。

2. 操作时：严格遵循无菌技术，穿刺时进针不宜过深，以防伤及耳郭软骨；包扎不宜过紧，以免引起头痛耳痛。

3. 细心观察：观察穿刺液的颜色、性状及量，并记录，必要时送实验室检查。

4. 操作后：加压包扎后第四天复诊，如皮肤已复位无隆起，可行单纯棉球纱条加包扎，如有隆起，应继续行耳郭绷带加压包扎；第 7 天第 2 次复诊，如有积液隆起，行第 2 次抽液加压包扎。

5. 嘱患者保持耳郭清洁干燥，包扎期间如耳郭疼痛或其他不适，及时复诊。

八、鼓膜穿刺抽液技术

【操作目的】

1. 利用穿刺针抽出中耳内积液，减轻耳闷感，提高听力。

2. 对中耳疾病进行诊断和治疗。

【禁忌证】

1. 有严重心脏病或血液系统疾病。

2. 颈静脉球体瘤（鼓室型）。

3. 上呼吸道感染。

【物品准备】

无菌耳内镜、鼓膜穿刺针头（针头斜面部分要短，约 1 mm，坡度要小）、1 mL 或 2 mL 注射器、2% 丁卡因溶液、0.5% 碘附、75% 乙醇、消毒干棉片、卷棉子。

【操作清单】

（一）操作前

评估：①患者病情、自理能力、合作程度；②患者鼓膜情况，是否完整等；③用物有效期、设备性能。

（二）操作中

1. 洗手，戴口罩。

2. 使用检查腕带、反问式查对的方法再次核对患者身份信息。

3. 体位准备：成人取正坐位，儿童最好采用卧位，患耳正对操作者。

4. 清除外耳道内的耵聍。

5. 用 0.5% 碘附棉球消毒耳郭及耳周皮肤，用蘸 75% 乙醇的卷棉子消毒外耳道及鼓膜。

6. 在鼓膜表面用浸有 2% 丁卡因液的棉片麻醉，10 ～ 15 min 后取出。

7. 选用适当大小的耳内镜显露鼓膜，并用一手的拇指和食指固定耳内镜，另一手持穿刺针从鼓膜的后下或前下刺入鼓膜，进入鼓室，固定好穿刺针后抽吸积液。

8. 抽液完毕，缓慢拔出针头，退出外耳道，卷棉子将流入外耳道内的液体拭净。

（三）操作后

1. 询问患者主诉，记录抽出液体的颜色、性状及量。

2. 健康指导与评估：①穿刺后保持外耳道清洁，1 周内严禁耳内进水，预防感染；②穿刺后，若患者发生眩晕、视物旋转、站立不稳时协助患者卧床休息，症状严重者立即通知医生处理。

【注意事项】

1. 操作前：告知患者操作目的、操作方法及配合的注意事项，消除患者紧张、焦虑情绪，指导患者若有不适及时示意操作人员暂停；固定好患者头部，防止进针时患者躲闪，穿刺针进入鼓室后也应固定好针头，防止抽吸过程中将针头拉出。

2. 操作时：严格遵循无菌技术，穿刺点不能超过后上象限和后下象限的交界处；针头方向应与鼓膜垂直，不能向后上方倾斜；抽液动作须缓慢且轻柔。如遇抽液困难者，可轻轻转动针管，同时缓慢抽取。若用力过大，可能会造成针眼处鼓膜撕裂，形成难愈合的穿孔。抽液动作过猛过快，会引起内耳淋巴液运动紊乱，致患者发生眩晕、视物旋转、站立不稳等症状。

3. 细心观察：观察穿刺液的颜色、性状及量，并记录，必要时送实验室检查。

4. 穿刺后如患者发生眩晕，协助患者卧床休息，症状严重者立即通知医生处理。

第二节　眼科护理技术操作

一、浅层角膜异物剔除技术

【操作目的】

去除角膜表面各种性质的细小异物。

【禁忌证】

多发性异物，如位于角膜不同深度的爆炸火药粉末、煤屑、泥沙，不宜一次性强行剔除，需分期取出，以免过多损坏角膜实质。

【物品准备】

表面麻醉药如盐酸丙美卡因滴眼液、1 mL 一次性注射器、0.9% 生理盐水、无菌棉签或纱布、绷带、根据医嘱备眼药水或眼膏、裂隙灯等。

【操作清单】

（一）操作前

评估：①患眼眼别、自理能力、合作程度；②患者眼部状况，包括检查有无分泌物、结膜有无充血、水肿；③判断异物的性质、数量、位置、深浅、大小、颜色、形状、角膜创面浸润范围、有无坏死组织、有无铁锈等；④询问患者的药物过敏史。

（二）操作中

1. 洗手、戴口罩。

2. 采用反查对方式核对患者姓名、门诊号，确认患眼眼别及异物部位。

3. 协助患者取坐位，眼内滴入表面麻醉药盐酸丙美卡因滴眼液 2～3 滴，连续 3 次，每次间隔 2～3 min。

4. 麻醉生效后，患者在裂隙灯前取坐位，头部固定于颌托和额靠上。操作者左手拇指、食指轻轻分开患者上下眼睑，嘱患者固视某一方向，对附着的浅表异物可用浸有生理盐水的无菌棉签轻轻擦除，见异物脱落后裂隙灯下检查有无异物遗漏，确认无异物后遵医嘱为患者滴入眼药水或眼膏。

5. 对嵌入角膜表层的异物，操作者一手持注射针头自异物边缘轻轻拨动异物，剔除方向应尽量使针头远离瞳孔区，针尖向角膜周边方向拨动，针尖与角膜呈 15°，拔除异物。取毕，用浸有生理盐水的无菌棉签轻拭所取角膜部位，裂隙灯下检查有无异物残留，确认无残留后遵医嘱为患者滴入眼药水或眼膏。

（三）操作后

健康指导与评估：①异物剔除后 1～2 d 会存在眼部异物感，若 2 d 后仍感疼痛或疼痛加剧及时就医；②遵医嘱按时点眼药水，注意用眼卫生，按时复查；③在劳动操作时佩戴防护眼镜和面罩；④异物进入眼内后切忌揉眼，不可自行剔除，以免造成不必要的损伤和感染。

【注意事项】

1. 操作中要求患者头部制动，眼球固视，以免因移动头位或转动眼球，造成眼球意外损伤；操作结束后要仔细检查有无异物残留，尽量做到一次取尽。

2. 操作要轻巧细致，光线要集中，麻醉要充分。

3. 严格执行无菌操作。

4. 取异物时注意保护正常角膜，以免损伤更多的中央区角膜，影响视力。

5. 如金属类异物铁锈范围大而深，不能一次剔除干净者，则不能强行刮除，可等待 1～2 d 铁锈周围组织坏死后，再行刮除。

二、泪道探通技术

【操作目的】

1. 治疗因泪道狭窄或阻塞引起的溢泪。

2. 初步定位泪道阻塞的部位，协助诊断。

3. 治疗婴幼儿先天性泪道膜性闭锁。

【禁忌证】

1. 泪道重修发现有大量脓性分泌物者。

2. 急性泪囊炎者。

3. 怀疑泪道肿瘤者。

【物品准备】

表面麻醉药物如盐酸丙美卡因滴眼液、遵医嘱备眼膏、生理盐水、5 mL 注射器 2 个、泪小点扩张器、泪道探针、无菌棉签、无菌纱布等。

【操作清单】

（一）操作前

评估：①核对患者信息、患眼眼别；②患者的自理能力、合作程度；③患者眼部状况，包括检查眼部是否清洁，有无分泌物，结膜有无充血、泪囊区有无红肿，泪小点是否完整；④询问患者的药物过敏史；⑤婴幼儿需禁食水半小时以上。

（二）操作中

1. 洗手、戴口罩、必要时戴手套。

2. 采用反查对方式核对患者姓名、门诊号，确认患眼眼别。

3. 患者取仰卧位，头略往后仰。滴麻醉药 2～3 滴于泪小点处。

4. 操作者坐于患者头顶位，嘱患者向上看，左手向下向外侧牵拉下眼睑，暴露泪小点，右手持泪小点扩张器垂直插入泪小点后水平转向鼻侧，轻轻旋转扩张泪小点；操作者左手向下向外侧牵拉下眼睑，右手持泪道探针垂直插入泪小点后水平转向鼻侧，左手向颞侧拉紧下眼睑皮肤，使下泪小管平直，右手轻推探针，使之触及鼻骨骨壁；针柄紧贴眉骨向眉心方向转动 90°，插入泪囊，垂直向下轻推探针，有落空感后即达鼻腔；用盛有生理盐水的注射器连接探针针尾，推注冲洗，同时询问患者口腔是否有水。

5. 冲洗完毕后，将盛有眼膏的注射器连接探针针尾，边推药边退针，将眼膏充填在整个泪道。

（三）操作后

健康指导与评估：①记录有无分泌物流出及流出的分泌物性质；②泪道不通时，记录冲洗液逆流的情况，并分析阻塞的部位；③冲洗过程中若出现皮下水肿，应立即停止冲洗并嘱患者用手按摩，严重者可热敷。

【注意事项】

1. 根据患者不同年龄选择不同型号探针。

2. 泪囊区有感染、有脓性分泌物者禁止泪道探通。

3. 泪小点扩张时动作要轻柔，避免泪小点撕裂。

4. 探针经过泪小管有阻力不能到达骨壁时，可旋转探针，稍加用力，若仍不能到达骨壁者，不可强行推针，以免损伤泪道形成假道。

5. 探针经过鼻泪管时，如有阻力亦可稍加用力向下推进，但不可暴力推针，若仍不能通过者则停止操作。

三、颞浅动脉旁皮下注射技术

【操作目的】

1. 用于缺血性视神经、视网膜、脉络膜病变。

2. 将药物直接注入颞浅动脉旁，增加药物的疗效，延长作用时间。

【禁忌证】

1. 脑出血及眼出血急性期禁用。

2. 普鲁卡因过敏史者禁用。

【物品准备】

治疗盘内盛 2 mL 注射器、砂轮、棉签、0.5% 碘附、弯盘。

【操作清单】

（一）操作前

评估：①核对患者信息、患眼眼别。②查看眼部是否清洁，有无分泌物，皮肤是否完好，有无红肿、破溃、瘢痕等；③询问患者药物过敏史；④婴幼儿需禁食半小时以上。

（二）操作中

1. 洗手、戴口罩。

2. 采用反查对方式核对患者姓名、门诊号，查对医嘱并确认患者姓名、眼别、药名、剂量、用药方法。

3. 患者取坐位或平卧头侧位（头侧向患眼反方向），在患者太阳穴处常规消毒皮肤。

4. 选择注射部位：眉梢上 1cm 与发际缘连线，睑下缘外端与耳前发际缘连线的四边形内；左手绷紧皮肤，右手持注射器距外眦部旁开 2 cm 处，呈 30°～40° 行皮下注射。

5. 注射：无回血后缓慢推药，拔针后用干棉签按压针眼 5 min，防止出血。

（三）操作后

健康指导与评估：①颞侧注射部位会出现较大皮丘，应嘱患者勿紧张，会自行吸收；②询问患者有无不适，并告知患者眼内的白色隆起为注入的药物属正常现象。

【注意事项】

1. 严格执行无菌操作。

2. 注射部位选择要准确，避开血管，注射过深易引起血肿，注射过浅药物不易吸收，并加重疼痛。

3. 推药速度不宜过快，防止张力过大药物渗出。

4. 注射部位会出现较大皮丘，应嘱患者及家属勿紧张，会自行吸收。

四、结膜结石取出技术

【操作目的】

取出结膜结石，消除异物感和磨痛。

【禁忌证】

结膜炎和感冒期间，禁忌取除。

【物品准备】

表面麻醉药物如盐酸丙美卡因滴眼液、5 mL 一次性注射器、无菌棉签、站灯、遵医嘱备眼药水。

【操作清单】

（一）操作前

评估：①患眼眼别、自理能力、合作程度；②患者眼部状况，包括检查有无分泌物，结膜有无充血、水肿；③辨别结石的大小、数量、深浅和位置；④询问患者药物过敏史。

（二）操作中

1. 洗手，戴口罩。

2. 采用反查对方式核对患者姓名、门诊号，确认患眼眼别、结石部位。

3. 协助患者取仰卧位，眼内滴入表面麻醉药盐酸丙美卡因 2 ～ 3 滴。

4. 操作者左手翻开眼睑，暴露睑结膜面，嘱患者向结石部位相反方向注视，右手持注射器，针尖斜面向上，纵行刺入，用针头剔除突出结膜面的结石。

5. 剔除完毕，遵医嘱为患眼滴眼药水。

（三）操作后

健康指导与评估：为患者清理眼部，加压按压患眼止血。

【注意事项】

1. 操作中要求患者头部制动，以免因移动头位或转动眼球，造成眼球意外损伤。

2. 严格执行无菌操作。

3.剔除时，针尖斜面向上，纵行挑开睑结膜面上的结石，可减少出血。

4.结石量多者应分次剔除，尽量减少对睑结膜的损伤；结石位置较深者，不宜剔取，否则形成瘢痕，增加异物感，应等待结石突出结膜表面后再行取出。

5.结石取出后勿掉入结膜囊内。

第三节　口腔科护理技术操作

一、二人冲洗法口腔护理技术

【操作目的】

1.保持口腔清洁、预防口腔感染等并发症。

2.观察口内伤口、皮瓣等，提供病情变化信息。

3.保证患者舒适。

【禁忌证】

1.脑脊液鼻漏、重度中耳感染的患者。

2.鼻颅底开放术、鼻中隔术后 3 d 内的患者。

3.严重血液病、严重心脑血管疾病、哮喘发作期、鼻腔有出血的患者。

4.昏迷患者。

【物品准备】

1.负压吸引装置。

2.操作者治疗盘：治疗碗（内盛生理盐水）、手套、一次性治疗巾、压舌板、手电筒、棉签、纱布、弯盘。

3.协助者治疗盘：治疗碗 3 个（分别盛生理盐水、1% 过氧化氢溶液、复方氯己定溶液）、一次性无菌吸痰管 2 根、20 mL 注射器、手套、弯盘、必要时备开口器。

【操作清单】

（一）操作前

评估：①患者病情、年龄、意识状态；②患者的自理能力、配合程度；③检查患者口腔，包括口腔黏膜有无溃疡、口腔内伤口有无出血、皮瓣血运情况和口腔分泌物，取下活动性假牙。

（二）操作中

1. 洗手，戴口罩。

2. 采用反查对方式核对患者姓名和住院号。

3. 安装负压吸引装置，打开负压开关，检查有无漏气。

4. 抬高床头30°～45°，操作者一手持电筒，一手持压舌板，检查口腔内伤口有无出血、口腔黏膜有无溃疡、皮瓣颜色、皮温和质地。

5. 取治疗巾围于患者颌下，用棉签湿润口唇，并擦净口周的分泌物。

6. 头偏向一侧，按需给予声门下吸引。

7. 操作者戴手套，连接吸引管，打开吸引器开关，试吸少许生理盐水，润滑吸引管前端。

8. 协助者用注射器抽吸过氧化氢冲洗口内血痂，指导患者含漱30 s，操作者一手反折吸痰管的末端，另一手持吸痰管前端，插入口腔，然后放松末端，将吸痰管左右旋转缓缓上提吸净口腔内的分泌物和血痂。

9. 上述操作反复3～5次，直至血痂完全脱落。

10. 嘱患者咬合上下牙，协助者抽吸生理盐水，从内向外、从左向右冲洗各邻近牙缝；嘱患者张口，纵向冲洗上下牙的内侧面和咬合面。协助者边冲洗，操作者边吸引。

11. 冲洗硬腭、舌面及舌下。

12. 协助者用注射器抽吸复方氯己定冲洗消毒口腔，操作者负责吸引。

（三）操作后

健康指导与评估：①观察患者口腔及口周，黏膜有溃疡的涂护唇膏；②观察患者有无不良反应。

【注意事项】

1. 操作时动作要轻柔，避免吸痰管直接接触伤口及移植皮瓣；注意结扎钢丝断端，勿刺破黏膜。

2. 操作中，若患者出现呛咳、恶心、呕吐等不良反应，立即停止，同时缓慢拍打患者背部，直至其不良反应得到缓解。

二、口腔四手操作技术

【操作目的】

通过口腔四手操作技术以提高牙科操作的质量与效率，减轻患者的不适感。

【物品准备】

1. 环境准备：整洁、安静、安全的治疗室，牙科椅功能完好。

2. 医护人员防护准备：标准预防，另加防护面罩、防护服、戴手套。

3. 用物准备：牙科综合治疗台、吸唾器、手套、弯头慢速手机、强力吸引器、口腔检查盘（探针、镊子、口镜、胸巾）、漱口杯、牙椅一次性薄膜（头套、灯柄套、铺巾）、护目镜。

【操作清单】

（一）操作前

1. 评估：①患者病情意识、配合程度；②观察口腔状况；③采用反查对方式核对患者姓名、门诊号；④向患者解释操作的目的、方法、注意事项及配合要点。

2. 协助患者根据具体操作调整体位。患者取仰卧位，综合治疗椅的靠背呈水平或抬高7°～15°，头部靠于头托处。

3. 器械、物品按使用顺序摆放整齐。

4. 医生和护士按操作区域就坐，并根据操作调整椅位。①医生区：位于时钟7～12点位；②护士区：位于时钟2～4点位。

（二）操作中

1. 护士依次在传递区（位于时钟4～7点位）传递治疗所需器械：①医生执笔式握持时，护士将器械握持部位递予医生拇指、中指和食指指腹处；②医生掌－拇式：护士将医生握持部位递予其手掌中，确认医生握住后松手。

2. 传递镊子：护士握住镊子的非工作端，留出足够的柄长度，传递给医生。

3. 传递夹小棉球的镊子：护士左手持夹有棉球镊子的工作端，以保证棉球不从镊子头上掉下来，镊子与患者口角连线平行，传递给医生。

4. 传递口镜和探针：护士左手持探针的非工作端，右手的拇指、食指握住口镜柄的前1/3与中1/3交界处，器械柄与护士的手背成45°，传递给医生。

5. 传递注射器：医生伸开右手拇指、食指，处于准备姿势，护士左、右手共持注射器，用左手拇指、食指持针筒部分，右手轻触针套，注射器的长轴与患者口角连线平行，传递给医生，待医生拿稳注射器后，护士的左手拇指、食指继续持针筒部分，右手将针套拔出。医生注射完毕，针筒在传递区域内与患者口角平行，传递给护士，护士双手牢牢地持筒身，从医生手中挪开，以免污染注射器。

6. 交换器械：①单手交换法。左手小指（和无名指）接过医生使用后的用物，拇指、中指和食指传递待用用物。②双手交换法。一只手取回医生使用后的用物，另一只手传递待用用物。

7. 可用手指牵拉、口镜牵拉或吸引器牵拉患者的牙、唇及舌部组织，暴露手术部位（必要时使用橡皮防水障，可充分暴露治疗牙位，保持牙体干燥，安全地进行口腔内治疗）。

8. 使用吸唾器、强力吸引器吸出口腔内污染物。治疗前后使用三用枪清洗口腔。

（三）操作后

1. 观察患者有无不良反应。

2. 清理用物、洗手。

【注意事项】

1. 在治疗过程中，为保证患者的舒适，护士应随时调节牙用灯，避免刺激患者眼睛。

2. 器械传递过程传递位置不可过高，避开患者面部。

3. 传递钻针、根管锉等小器械时可使用收纳器具传递，避免锐器伤的发生。

4. 传递用物时应确认医生握持稳固后方可松手，交换过程中用物应避免污染及碰撞。

三、口腔种植护理配合技术

【操作目的】

1. 护士配合医生将人工种植体植入颌骨及颅面骨，通过修复牙、颌及颌面器官缺损，达到恢复其外形和生理功能的目的。

2. 护士通过精准的传递、吸唾等四手操作配合技术，达到缩短手术时间，使患者舒适的目的。

【禁忌证】

1. 糖尿病患者血糖控制不良，易继发感染。

2. 甲状旁腺功能亢进的患者，导致血钙异常，引起骨质疏松，影响骨结合。

3. 严重系统性疾病、免疫力低下或丧失患者。

4. 放射性治疗后骨质破坏的患者。

【物品准备】

1. 手术器械包：巾钳、牙用镊、牙周探针、刀柄、止血钳、骨膜分离器、拉钩、组织剪、组织镊、不锈钢长度尺、纱布、持针器、线剪、口镜。

2. 局部麻醉用物：无菌棉签、0.5% 碘附、麻醉剂、注射器或麻醉注射仪、专用注射针头。

3. 消毒用品：75% 乙醇棉球、0.5% 碘附棉球。

4. 吸引装置：吸引器连接管、负压装置、负压引流袋。

5. 其他：无菌凡士林润滑剂、无菌生理盐水、无菌手套、无菌凝胶、刀片、缝针、缝线。

6. 种植设备和器械：种植机、种植器械盒、马达导线、无菌马达套、种植手机、冷却水管。

7. 种植体：根据患者种植牙植入区的情况确定种植体的数量及型号。

【操作清单】

（一）操作前

1. 评估：①患者口内牙缺失情况；②患者牙周情况，有无局部及全身感染，术前 1 周完成牙洁治疗和余留牙牙周治疗；③患者有无心脏病、糖尿病、血液功能紊乱（出血性疾病、凝血功能障碍或服用抗凝剂等）、免疫力低下、严重系统性疾病（如类风湿关节炎）、接受放射治疗等；④吸烟史；⑤实验室检查和放射检查是否完成，如血液检查、CBCT、曲面断层片、根尖片等；⑥复杂病例术前取研究模型，辅助术者确定治疗方案，提前制作外科引导模板。

2. 采用反查对方式询问患者姓名、门诊号，确认无误后协助治疗医生签署治疗同意书和麻醉同意书。

（二）操作中

1. 与医生共同核对患者姓名、牙位、手术方案及术式，将 X 线片及种植体模板图片置于读片灯上或从电脑内调出 CBCT 便于医生术中查看。

2. 根据手术部位调节椅位及光源。上颌手术时上牙合平面与地面呈 45°，下颌手术时下牙合平面与地面平行。

3. 用 75% 乙醇或 0.5% 碘附棉球消毒口周及面部皮肤。

4. 外科手消毒，协助医生穿手术衣，戴无菌手套，常规铺巾。

5. 核对麻醉剂的名称、浓度、剂量、有效期，配合医生完成局部麻醉。

6. 依次摆好无菌手术器械，连接负压装置及种植设备。清点种植手术器械盒中的各种器械。

7. 再次与医生共同核对患者姓名、牙位，在医生切开、分离黏骨膜时牵开口角，吸唾协助暴露术区。

8. 牙槽骨暴露后，准备持针器及缝线，以备悬吊牵拉组织瓣。如需修整骨面，准备咬骨钳或球钻供医生使用。

9. 核对种植系统，打开相应的外科器械盒，依次准备导向钻、先锋钻、扩孔钻、成形钻，完成逐级备洞。及时吸去冷却液，充分暴露手术区域。

10. 种植窝制备完成后，用生理盐水彻底清窝洞内的骨屑。与医生核对种植体的型号，打开种植体包装，传递种植体输送工具。

11. 种植体就位后，协助医生安装覆盖螺丝。

12. 无张力关闭软组织，严密缝合，放置无菌纱布压迫止血。

13. 手术过程中密切观察患者的生命体征，询问患者感受，如有异常及时处理。

14. 检查有无器械或异物遗留在口腔内，擦净患者口周血迹，清点手术器械物品，并分类清洁、消毒、灭菌。

（三）操作后

1. 种植体生产批号标签贴在手术同意书上，备查。

2. 登记患者姓名、性别、年龄、联系地址、种植牙位、种植体和植骨材料等，以备术后进行随访。

3. 手术结束后 30 min 拍曲面断层片或 CBCT，判断种植体的位置、轴向，是否损伤上颌窦黏膜、下齿槽神经管等解剖结构。

4. 健康指导与评估：①观察患者口内切口有无出血，局部有无肿胀；②告知患者及家属注意事项。

【注意事项】

1. 配合吸唾时，避免将负压吸引器头长时间放置在黏膜上损伤黏膜。

2. 拿取种植体时采用专用夹持器械，严禁与橡胶手套、纱布、血管钳、唾液等接触。

3. 减少种植体在空气中的暴露时间，避免种植体被细菌污染。

4. 术后患者需观察 30 min，生命体征无异常方可离开。

四、口腔正畸固定矫治护理配合技术

【操作目的】

1. 采用矫治技术使牙齿排列整齐，减少因牙齿排列不整齐导致的口腔疾患。

2. 通过护士精准地传递、吸唾等四手操作配合技术，缩短治疗时间，增加患者舒适度。

【禁忌证】

口腔正畸治疗无绝对禁忌证，心理、精神异常的患者需谨慎。

【物品准备】

1. 一次性口腔检查盘、棉球棉卷敷料盒、乙醇棉球、乙醇纱布、口杯、防污膜。

2. 固定矫治常用器械：包括细丝切断钳、末端切断钳、持针器、细丝弯制钳、转矩成型钳、方丝弓成型器、分牙钳、带环推子、去带环钳、托槽反向镊、颊管反向镊、托槽定位器、去托槽钳、陶瓷托槽去除钳、中曲钳、三叉钳、末端回弯钳、特威德弯曲梯形钳、霍式钳、小日月钳、牵引钩钳、掀盖钳、技工钳、测力器。

3. 拆除固定矫治器专用器械：去托槽钳、去带环钳、技工钳、持针器、低速牙科手机（弯机、直机）、钨钢钻、矽粒子、保持器。

4. 材料：①固定材料。托槽，颊管或者带环、弓丝、结扎丝或者结扎圈、舌侧扣和分压圈等。②粘接材料。玻璃离子水门汀粘接剂、树脂强化型玻璃离子粘接剂、化学固化粘接材料、光固化粘接材料、牙釉质粘接树脂(垫牙蓝胶)、流动树脂、牙科聚合物充填修复材料。③牵引材料。链状橡皮圈、牵引橡皮圈、弹力线、拉簧、推簧、口外弓、颈带、头帽、高位牵引头帽、前方牵引器。

【操作清单】

(一)操作前

1. 评估:①患者的需求;②患者放射检查(如头颅侧位片、曲面断层片等)和记存模型是否完成;③正畸前矫治设计完成情况;④在患者及家属充分了解的情况下签署知情同意书。

2. 采用反查对方式核对患者姓名、性别、年龄、门诊号。

(二)操作中

1. 佩戴固定矫治器。

2. 粘接托槽及颊管。①清洁牙面:护士将牙科低速手机安装好矽粒子递给医生清洁牙面,去除牙垢和油脂,再以清水冲洗,乙醇擦洗后吹干,隔湿以利于酸蚀。②酸蚀牙面:护士递开口器给医生,随后将35%磷酸酸蚀剂递给医生进行酸蚀,酸处理时间为15~30 s,氟斑牙可适当延长酸蚀时间。医生使用三用枪水和气彻底冲洗后吹干,护士使用强弱吸唾管及时吸引酸蚀剂冲洗液和水雾,防治酸蚀剂刺激黏膜,协助医生吹干牙面,递给医生棉球棉卷隔湿。③涂粘接剂:如使用单组份化学固化粘接剂,先在酸蚀好的牙面上涂处理剂,并在托槽粘接面上涂一层处理剂,再取少量粘接剂涂于托槽粘接面。④粘接托槽:涂好粘接剂的托槽快速递给医生置粘接牙面,然后用探针调整托槽位置,必要时使用托槽定位器。若使用化学固化粘接剂,调整好位置后待粘接剂固化;若使用光固化粘接剂,调整好位置后需要光固化灯光照20~30 s固化。

3. 粘接带环。

4. 拆除固定矫治器。①润滑口角,以防操作中牵拉口角造成患者疼痛。②去除托槽,将去托槽钳递予医生,去除患者牙面上的托槽。③去除带环,将去带环钳递予医生,去除患者口内的带环。④去除粘接剂,将磨石安装到低速手机的直机上递予医生,医生去除患者牙齿上残留的固化粘接剂,护士用强吸协助吸尘,用弱吸吸唾。⑤抛光牙面,矽粒子安装到低速手机的弯机上递予医生,进行牙齿抛光时,协助吸唾。

5. 患者留取相应的矫治资料,制取记存模型,照颌面相,拍X线片。

6. 戴保持器,将备好的保持器递予医生,传递技工钳,医生调整并给患者试戴保持器,护士予以协助。

(三)操作后

1. 恢复椅位,嘱患者漱口,擦净面部。

2. 健康指导与评估：①询问患者疼痛不适感；②告知患者及家属佩戴固定矫治器或拆除后的注意事项。

【注意事项】

1. 向带环内放粘接剂时，需从带环的龈端放入，不宜太多，放入带环的 1/2 宽度即可。

2. 每次使用单组分粘接剂后，需及时擦净尖端的粘接剂，避免固化堵住出口。

3. 戴固定矫治器时，口腔自洁作用减弱，需特别注意口腔卫生，因此每次进食之后都应刷牙，防止牙龈红肿出血，导致牙龈炎、牙周炎等疾病。

4. 佩戴过程中若发现矫治器有损坏、变形、移位时，需及时联系医生。

5. 告知患者固定矫治过程中避免进食大块、较硬或过黏的食物；勿做啃食动作，带核、带壳的食物先要去核、去壳，以免矫治器损坏延长正畸治疗的疗程。

6. 固定矫治器拆除后，鼓励患者坚持戴保持器。

五、全身麻醉下儿童口腔治疗护理配合技术

【操作目的】

1. 为牙齿龋坏较多的患儿提供安全舒适的口腔治疗。

2. 为智力障碍，无法合作的患儿提供口腔治疗。

3. 为极度恐惧、焦虑、抵抗、不合作，且同时需要治疗多颗牙的患儿提供口腔治疗。

【禁忌证】

1. 全身麻醉的禁忌证。

2. 患有呼吸道疾病的患儿。

3. 系统性疾病活动期。

4. 只有个别牙齿需要治疗，且能配合完成治疗的患儿。

【物品准备】

根据患儿治疗项目备口腔专科器械、用物、麻醉药品及气管插管用物。

【操作清单】

（一）操作前

1. 评估：①患儿有无全身性疾病，有无传染性疾病史、药物过敏史，有无感冒、发热、咳嗽等；②患儿术前检查完成情况，如心电图、胸片、血常规、凝血功能、肝肾功能、乙肝、梅毒、HIV、尿常规等检查项目；③患儿准备情况，确认禁食 8 h，禁水 4 h 是否落实。

2. 测量患儿体温、体重。

3. 采用反查对方式核对患儿姓名、年龄、性别、门诊号，确认无误后协助治疗医生和

麻醉医生签署治疗同意书和麻醉同意书。

（二）操作中

1. 洗手，戴口罩。

2. 再次核对患儿信息和治疗牙位。

3. 协助麻醉医生完成麻醉诱导，将患儿约束固定在治疗牙椅上。

4. 建立静脉通道，严密监测患儿生命体征，协助麻醉医生用药。

5. 固定患儿头部，头后仰，开放气道，暴露声门，协助麻醉医生完成插管。记录插管时间，粘贴胶布固定气管导管。

6. 贴眼膜，将鼻插管与麻醉回路连接处用胶布固定在患儿额部。记录治疗前患儿口内情况。

7. 安装橡皮障，及时吸唾，熟练应用四手操作技术高效进行口腔治疗配合。

8. 治疗中注意观察患儿生命体征的变化。

9. 填写护理记录单，准确记录患儿入手术间时间、术中情况和出手术间时间。

10. 协助麻醉医生拔管，密切观察生命体征，检查口内无异物，准备吸引器及吸痰管，协助麻醉医生吸尽患儿咽部及气囊上方气管内的分泌物，以防拔管时发生窒息和吸入性肺炎。

（三）操作后

1. 患儿头偏向一侧，便于鼻腔内分泌物排出，防止呼吸道堵塞。

2. 留存患儿治疗后的资料。

3. 健康指导与评估：①患儿术后留观至少 3 h，严密观察患儿术后生命体征和血氧饱和度；注意保暖，防止麻醉苏醒后躁动坠床；②患儿无恶心、呕吐情况，术后 2 h 可饮水，4 h 后可进流质饮食，牙根拔除的患儿 24 h 内勿刷牙漱口，进行龋齿充填术的患儿避免吃黏性和过硬的食物，防止充填物脱落；③离院回家后，患儿应有专人看护至次日早晨，如有剧烈恶心、呕吐、呼吸困难等请及时去附近医院就诊；④术后 1 d 进行回访。

【注意事项】

1. 治疗前需与家属充分进行沟通，使其明确全麻下口腔治疗的必要性，建立信任的护患关系。

2. 嘱咐家属术前患儿禁食 8 h，禁水 4 h，避免发生麻醉意外。

3. 术前根据治疗需要备齐用物，保证治疗顺利进行。

4. 配合护士熟练掌握治疗步骤，快速精准传递治疗所需器械和物品；调拌合格的粘接封闭材料，提高工作效率。

5. 及时吸唾，避免棉球或棉卷遗留。

6. 拔管后，咽反射仍然迟钝，应及时吸净口咽部的分泌物，患儿头偏向一侧，防止误吸，观察血氧饱和度，血氧饱和度低于95%的予以氧气吸入。

7.离院标准：患儿完全清醒，定向力恢复；生命体征平稳在2h以上；呼吸道通畅，能自行咳嗽；能自行回答该年龄段患儿应该掌握的问题，Stewanl苏醒评分4级。达到以上标准时，请示麻醉医生后患儿离院。

第八章
风湿免疫科护理技术操作

一、中药薰蒸技术

【操作目的】

1. 疏通腠理、祛风除湿。

2. 温经通络、活血化瘀。

【禁忌证】

1. 对薰蒸药物成分过敏者禁用。

2. 女性患者妊娠后期、产后 2 周内、月经期、阴道出血和盆腔急性炎症等不宜坐浴。

3. 心、肺、脑病患者，水肿患者，体质虚弱及老年患者慎用。

【物品准备】

治疗盘，药液，容器，中单，治疗巾（浴巾），温度计，必要时备屏风、坐浴架（支架）。

【操作清单】

（一）操作前

评估：①患者基本信息、诊断、临床症状、薰蒸部位、过敏史、是否处在妊娠期或月经期、体质、局部皮肤情况、进餐时间等；②告知中药薰蒸技术的作用及操作方法、局部感受，取得患者配合；嘱患者排空二便；③用物有效期及备用状态。

（二）操作中

1. 洗手、戴口罩。

2. 使用检查腕带、反问式查对的方法再次核对患者。

3. 体位：暴露薰蒸部位，注意遮挡隐私，预防受凉。

4. 测量药液温度，将 43～46℃药液倒入容器内，对准薰蒸部位。用浴巾或治疗巾盖住薰洗部位及容器，使药液蒸气薰蒸患处，待温度降至 38～40℃时，将患处浸泡于药液中。熏蒸时间不宜过长，以 20 ～ 30 min 为宜。

5. 询问患者有无不适，及时调节药液温度，观察局部皮肤情况。

（三）操作后

1. 健康指导与评估：①注意保暖，避免直接吹风；②观察患者局部皮肤情况（有无红肿、水疱）；③告知患者及家属注意事项。

2. 记录熏蒸时间、部位及皮肤情况。

【注意事项】

1. 治疗过程中观察患者局部及全身的情况，若有不适，立即停止操作，报告医生，遵医嘱予以处置。

2. 熏蒸完毕时清洁局部皮肤，协助着衣，30 min 后方可外出，防止汗出当风。

3. 包扎部位熏蒸时，应去除敷料。

4. 所用物品需清洁消毒，用具一人一份一消毒，避免交叉感染。

二、中药熏蒸技术（熏蒸机）

【操作目的】

1. 扩张血管，促进血液及淋巴循环，改善新陈代谢。

2. 温热刺激降低神经兴奋性，缓解疼挛及僵直。

3. 渗透穴位、疏经通络，调节机体阴阳平衡，增强机体的抗病能力及免疫力。

【禁忌证】

1. 禁忌证：重症高血压、心脏病、急性脑血管意外、急慢性心功能不全者，重度贫血、动脉硬化症等。

2. 饭前、饭后半小时内、饥饿、过度疲劳。

3. 妇女处在妊娠期及月经期。

4. 急性传染病。

5. 有开放性伤口、感染性病灶、年龄过大或体质特别虚弱的。

6. 对药物过敏者。

【物品准备】

中药熏蒸仪、中药煎液、中单、毛巾或浴巾，必要时备屏风。

【操作清单】

（一）操作前

评估：①患者病情、主要症状及配合程度；②患者局部皮肤情况、进餐时间、过敏史等；③备齐并检查用物；④核对中药、床号、姓名，将中药煎液和水合计 1 000 ～ 1 500 mL

放入熏蒸箱内（溶液温度在 50 ～ 70℃）。

（二）操作中

1. 洗手、戴口罩。

2. 使用检查腕带、反问式查对的方法再次核对患者。

3. 体位准备：取合适体位，充分暴露熏蒸部位，注意保暖，保护隐私。

4. 连接电源，打开机器开关，设置治疗时间 25 ～ 30 min，启动治疗键，待出汽后将喷雾对准患者治疗部位，距离 20 ～ 30 cm。

5. 观察液温，随时观察患者反应，询问患者热度耐受情况，有无不适。

（三）操作后

1. 熏毕，关闭电源，擦干药液，安置好患者。

2. 健康指导及评估：①观察局部皮肤，注意避免烫伤；②告知患者及家属注意事项。

【注意事项】

1. 治疗过程中注意观察患者有无过敏、头晕、心率加快、胸闷等不适。若有不适，立即停止操作，报告医生，遵医嘱予以处置。

2. 熏蒸完毕时清洁局部皮肤，协助着衣，30 min 后方可外出，防止汗出当风。

3. 中药熏蒸时间每次不宜超过 30 min。

4. 中药熏蒸治疗过程中及治疗后应适当饮水。

5. 老人、儿童及行动不便者应有专人陪护。

三、中药坐浴技术

【操作目的】

活血、消肿、止痛、祛瘀生新。

【禁忌证】

1. 急性传染病，严重心肺脑疾患，严重贫血，妇女处在妊娠期及月经期，软组织损伤、急性出血等疾患患者禁用。

2. 药物、皮肤过敏者慎用。

【物品准备】

治疗盘、药液及坐浴装置、一次性坐浴袋、水温计、毛巾、患服。

【操作清单】

（一）操作前

评估：①病室环境，患者临床表现、既往史、过敏史、是否处在妊娠期及月经期、对温度的耐受程度、坐浴部位的皮肤情况等。②告知中药坐浴的作用、简单的操作方法，取得患者配合。嘱患者饮用适量温开水，以补充体液及增加血容量，防止大量出汗引起虚脱，排空二便。③用物有效期及设备备用状态。

（二）操作中

1. 洗手、戴口罩。

2. 使用检查腕带、反问式查对的方法再次核对患者。

3. 将药液倒入坐浴容器内，患者充分暴露臀部皮肤，先用蒸汽熏蒸局部皮肤，不宜太近，舒适为宜，当药液下降至 40℃左右。

4. 开始进行坐浴，浸泡 15 ～ 20 min。

5. 观察室温、药液温度是否合适，定时测药温，询问患者有无不适。

（三）操作后

1. 健康指导与评估：①观察局部皮肤，注意避免烫伤；②告知患者及家属注意事项。

2. 记录坐浴时间、部位及皮肤情况。

【注意事项】

1. 防烫伤，糖尿病患者的坐浴温度适当降低。

2. 空腹及餐后 1 h 内不宜药浴。

3. 药浴时间不宜过长，以 20 ～ 30 min 为宜。

4. 坐浴过程中，应关闭门窗，保护患者隐私，避免患者感受风寒。

5. 坐浴过程中护士应加强巡视，注意观察患者的面色、呼吸、出汗等情况，出现头晕、心慌等异常症状，停止坐浴，报告医生。

四、中药灌肠技术

【操作目的】

1. 刺激胃肠道蠕动，导便通腑、清热解毒。

2. 祛瘀活血止痛。

【禁忌证】

肛门、直肠、结肠术后，大便失禁、孕妇急腹症和下消化道出血的患者禁用。

【物品准备】

治疗盘、弯盘、煎煮好的药液、一次性灌肠袋、水温计、纱布、一次性手套、垫枕、中单、液状石蜡、棉签等，必要时备便盆、屏风。

【操作清单】

（一）操作前

评估：①患者基本信息、诊断、临床症状、既往史、排便情况、是否妊娠、肛周皮肤情况等；②患者配合程度，告知排空二便、灌肠的局部感觉、体位及保留时间；③用物有效期及备用状态。

（二）操作中

1. 洗手、戴口罩。

2. 使用检查腕带、反问式查对的方法再次核对患者。

3. 洗手、戴手套。

4. 取合理体位：暴露臀部，注意保暖，垫中单于臀下，置垫枕，抬高臀部。

5. 测量药液温度 39 ～ 41℃，液面距离肛门不超过 30 cm。液状石蜡润滑肛管前端，暴露肛门，轻轻插入 10 ～ 15 cm。采用直肠滴注法，滴速 60 ～ 80 滴 /min，每次灌注量不超过 200 mL。

6. 随时观察并询问患者耐受情况，如有便意或不适，应及时告知护士。

7. 药液灌注完毕嘱患者夹紧并拔除肛管，擦拭肛门。

（三）操作后

1. 健康指导与评估：①告知患者灌肠液保留 1 h 以上为宜；②观察患者有无灌肠后不良反应（剧烈腹痛、心悸、大汗、呼吸困难等）。

2. 记录灌肠时间、量、灌肠后排便情况。

【注意事项】

1. 肛门、直肠、结肠术后，大便失禁，孕妇急腹症和下消化道出血的患者禁用。

2. 慢性痢疾，病变多在直肠和乙状结肠，宜采取左侧卧位，插入深度 15 ～ 20 cm 为宜；溃疡性结肠炎病变多在乙状结肠或降结肠，插入深度 18 ～ 25 cm；阿米巴痢疾病变多在回盲部，应取右侧卧位。

3. 操作过程中询问患者的感受，嘱患者深呼吸，可减轻便意，延长药液保留时间。

4. 当患者出现脉搏细速、面色苍白、出冷汗、剧烈腹痛、心慌等，应立即停止灌肠并报告医生。

5. 灌肠液温度应在床旁使用水温计测量。

五、中药热罨包技术

【操作目的】

1. 温经通络、行气活血。

2. 散寒止痛、祛瘀消肿。

【禁忌证】

1. 急性损伤后 24 h 内不宜使用。

2. 皮肤损伤、感染者、不明肿块或有出血倾向者不宜使用。

3. 严重的糖尿病、截瘫、偏瘫、脊髓空洞等感觉神经功能障碍者不宜使用。

4. 孕妇的腹部及腰骶部禁用。

【物品准备】

治疗盘、遵医嘱准备药物及器具、凡士林、棉签、纱布袋 2 个、大毛巾、纱布或纸巾，必要时备屏风、毛毯、温度计等。

【操作清单】

（一）操作前

评估：①患者基本信息、诊断、临床症状、既往史及治疗部位；②主要症状、既往史及药物过敏史，是否妊娠、热熨部位的皮肤情况、对热及疼痛的耐受程度等；③告知患者中药热熨敷的作用，简单的操作方法、时间，出现红肿、丘疹、瘙痒、水疱等情况，及时告知护士。嘱患者排空二便；④用物有效期及备用状态。

（二）操作中

1. 洗手、戴口罩。

2. 使用检查腕带、反问式查对的方法再次核对患者。

3. 根据敷药部位，取适宜体位，充分暴露患处，必要时屏风遮挡患者。

4. 将药袋放到患处或相应穴位处热敷，每次 15 ～ 30 min。温度高时可在局部移动，药袋温度过低时，及时更换药袋或加温。

5. 观察局部皮肤的颜色情况，询问患者对温度的感受，若出现水疱，立即停止操作，报告医师，及时处理。

（三）操作后

1. 记录治疗时间、部位、温度及局部皮肤情况。

2. 健康指导及评估：①观察患者局部皮肤情况（有无红肿、水疱）；②观察患者术后大、小便是否通畅，有无尿潴留等情况；③告知患者及家属注意事项。

【注意事项】

1. 操作过程中应保持药袋温度，温度过低则需及时更换或加热。

2. 罨包温度适宜，一般保持 50 ～ 60℃，不宜超过 70℃，年老、婴幼儿及感觉障碍者，罨包温度不宜超过 50℃。操作中注意保暖。

3. 使用毡包过程中应观察患者反应及皮肤情况，若患者感到疼痛或出现红疹、瘙痒、水疱时，立即停止操作，报告医生，并配合处理。

六、穴位贴敷技术

【操作目的】

1. 祛风除湿，散寒通络。

2. 清热解毒、消肿止痛。

【禁忌证】

1. 局部皮肤有创伤、溃疡、感染、严重荨麻疹或有较重皮肤病者，应禁止贴敷。

2. 孕妇腹部、腰骶部以及某些可促进子宫收缩的穴位，如合谷、三阴交等，应禁止贴敷。

3. 糖尿病、血液病、发热、严重心肝肾功能障碍、艾滋病、结核病或其他传染病者慎用。

4. 对药物过敏者不宜贴敷。

【物品准备】

治疗盘、弯盘、一次性敷料贴、贴敷用药膏，纱布、治疗碗内盛温水或75%乙醇、必要时备胶布。

【操作清单】

（一）操作前

评估：①患者病情、主要症状及合作程度；②患者局部皮肤情况，有无胶布过敏；③检查用物有效期及备用状态。

（二）操作中

1. 洗手、戴口罩。

2. 使用检查腕带、反问式查对的方法再次核对患者。

3. 体位准备：取合适体位，暴露贴敷部位，注意保暖，保护隐私。

4. 遵医嘱取合适穴位，清洁皮肤，取适量药膏贴于敷料贴上，然后贴于穴位处，并妥善固定。

5. 适当按压贴药部位，询问患者有无不适。

（三）操作后

健康指导与评估：①观察局部皮肤有无发红、出疹、小水疱、贴敷是否牢靠；②告知患者及家属注意事项。

【注意事项】

1. 对敷料贴过敏者应提前告诉医生，换用其他方式固定。

2. 贴敷药膏的摊制要厚薄均匀，一般以厚度 0.2 ～ 0.3 cm 为宜，并保持一定湿度。

3. 贴药后避免贪凉，尤其避免空调冷风直吹。

4. 贴敷时间遵医嘱，以患者能够耐受为度。贴敷期间出现皮肤过敏，难以耐受的瘙痒、疼痛，应立即终止贴敷。

5. 贴敷期间，饮食要清淡，避免辛辣刺激及温热易发食物（如羊肉、虾等）。

七、揿针治疗技术

【操作目的】

1. 疏经通络，行气活血，促进代谢。

2. 刺激神经末梢，抑制病理兴奋，改善机体的反应性。

3. 镇痛。

【禁忌证】

1. 孕妇下腹部、皮肤感染、皮肤病患处、瘢痕部、大血管、腰骶部。

2. 有出血倾向者，慎行针刺。

3. 对不锈钢及金属过敏者。

【物品准备】

治疗盘、弯盘、75% 乙醇、棉签、揿针。

【操作清单】

（一）操作前

评估：①患者病情、主要症状及配合程度；②患者过敏史、凝血功能及局部皮肤情况；③检查用物有效期及备用状态。

（二）操作中

1. 洗手、戴口罩。

2. 使用检查腕带、反问式查对的方法再次核对患者。

3. 体位准备：取合适体位，暴露治疗部位，注意保暖，保护隐私。

4. 遵医嘱取合适穴位，75% 乙醇消毒皮肤，将针尖对准选定穴位，轻轻刺入，并用拇指指腹按压 1 ～ 2 min。

5. 询问患者有无不适。

6. 留针期间，每隔 4 h 左右用手按压埋针处 1 ～ 2 min，如有脱落，及时通知护士。

（三）操作后

健康指导与评估：①观察局部皮肤有无发绀、肿胀、疼痛、瘙痒等；②告知患者及家属注意事项。

【注意事项】

1. 患者在过于饥饿、劳累及精神过度紧张时，不宜立即进行针刺。

2. 对身体虚弱、气血亏虚的患者，针刺时手法不宜过强，并尽量让患者采取卧位。

3. 对胸、胁、腰、背脏腑所居之处的腧穴，不宜深刺。

4. 针刺眼区和颈部穴位（如风府、哑门等）时，要注意掌握一定的角度和深度。

5. 对尿潴留的患者，针刺小腹部腧穴时，应避免深刺。

6. 留针时间一般 2 ～ 3 d，或遵医嘱。

第九章
其他专科护理技术操作

一、会阴擦洗技术

【操作目的】

1. 保持患者会阴及肛门清洁，促进患者的舒适和会阴伤口的愈合。

2. 防止生殖系统、泌尿系统的逆行感染。

3. 为导尿术、留取中段尿标本和会阴部手术做准备。

【禁忌证】

对碘附过敏者，禁用碘附溶液擦洗。

【物品准备】

无菌治疗碗、大头棉签若干、生理盐水或 0.5% 碘附消毒液、一次性治疗巾、一次性手套、弯盘。

【操作清单】

（一）操作前

评估：①患者意识、合作程度；②会阴部清洁度及有无伤口；有无失禁或留置导尿管；③调解室温、准备窗帘或屏风，保护患者隐私；④检查用物有效期及备用状态；⑤向患者及家属解释会阴部护理的目的、方法、注意事项和配合要点。

（二）操作中

1. 洗手，戴口罩。

2. 使用检查腕带、反问式查对的方法核对患者，拉好床旁围帘。

3. 体位准备：脱去一侧裤腿放置另一侧腿上，协助患者取屈膝仰卧位，暴露外阴，臀下垫一次性治疗巾，弯盘置于臀下，注意为患者保暖。

4. 戴一次性手套。

5. 用生理盐水沾湿大头棉签擦洗外阴，一般擦洗三遍。

第一遍由外向内、自上而下、先对侧后近侧，初步擦净会阴部的分泌物、血迹等；第二、第三遍由内向外，自上而下，先对侧后近侧（即尿道口→阴道口→两侧大小阴唇→阴阜→大腿内侧1/3→会阴及肛周），会阴有伤口者先擦洗伤口。

6. 分泌物多时，增加擦洗次数直至干净；擦洗过程中询问患者有无不适。

（三）操作后

1. 擦洗完毕再次核对患者信息，撤去弯盘及治疗巾，脱手套，洗手，拉开围帘。

2. 自然待干后协助患者穿好衣服取舒适卧位。

3. 健康指导与评估：①产后及会阴术后患者，指导每次排便后均擦洗会阴，预防感染；②留置导尿者每日擦洗两次，指导患者每日饮水1 000～2 000 mL，保持导尿管通畅。

【注意事项】

1. 注意无菌操作，最后擦洗有伤口感染的患者，以避免交叉感染，注意手卫生。

2. 注意擦洗顺序、动作轻柔，擦洗时应注意观察会阴部及会阴伤口周围有无红肿、分泌物及其性质和伤口愈合情况，发现异常及时记录并报告值班医生。

3. 擦洗时室内环境温度适中，注意保暖。

4. 产后及会阴术后患者，指导每次排便后均擦洗会阴，预防感染。

5. 对留置导尿患者，应注意导尿管是否通畅，避免脱落及打折。

二、阴道擦洗上药技术规范

【操作目的】

1. 促进阴道血液循环。

2. 减少阴道分泌物。

3. 缓解局部充血，控制和治疗炎症。

4. 使宫颈和阴道保持清洁。

【禁忌证】

1. 无性生活史的患者。

2. 月经期、产后或人工流产术后宫颈口未闭的患者。

3. 宫颈癌患者有活动性出血者。

【物品准备】

一次性无菌治疗巾1块、一次性手套1副、一次性治疗碗1个、阴道窥器1个、消毒大棉签若干、0.5%碘附溶液、药品。

【操作清单】

（一）操作前

评估：①患者病情及配合程度；②核对患者床号、姓名、住院号；③评估患者是否有禁忌证；④检查用物有效期；⑤解释阴道擦洗上药的目的、方法，取得患者配合，引导患者至妇检室。

（二）操作中

1. 使用检查腕带、反问式查对的方法再次核对患者。

2. 嘱患者排空膀胱，协助其上妇检床，取膀胱截石位，臀下垫一次性治疗巾。

3. 准备好 0.5% 碘附消毒棉签。

4. 操作者戴一次性手套，将阴道窥器放入阴道内，并打开窥器，暴露宫颈。

5. 用 0.5% 碘附消毒棉签依次消毒宫颈、阴道后穹隆及阴道侧壁。

6. 用干棉签拭去宫颈、阴道后穹隆及阴道内的消毒液、黏液或炎性分泌物。

7. 根据病情和药物的不同性质选用阴道上药方法，最常用为阴道后穹隆上药。

8. 将药物放至阴道后穹隆处，用干棉签稍固定药物的同时，另一只手取出阴道窥器。

9. 向患者解释注意事项，床上平卧半小时。

（三）操作后

健康指导与评估：①观察患者用药反应（有无腹痛、腹胀、阴道出血）；②用药期间禁止性生活；③若上药时留有棉球或纱布，协助患者按时取出，避免感染；④擦洗时应转动窥阴器，使阴道壁均能擦洗消毒；⑤确认大棉棒上的棉花已捻紧，以免脱落，损伤阴道。

【注意事项】

1. 操作前认真评估患者是否有禁忌证。

2. 操作过程中动作轻柔，询问患者是否不适。

3. 上非腐蚀性药物时，转动阴道窥器，使阴道四壁炎性组织均能涂上药物。

4. 应用腐蚀性药物时，应注意保护好阴道壁及正常的宫颈组织。上药前可用纱布或干棉球衬垫于阴道后壁及阴道后穹隆，以免药液下流灼伤正常组织。药液涂好后用干棉球吸干，立即如数取出所垫纱布或棉球。

5. 棉棍上的棉花必须捻紧，涂药时应向同一方向转动，防止棉花落入阴道难以取出。

6. 阴道栓剂最好于晚上或休息时上药，避免起床后脱落，影响治疗效果。

7. 经期或子宫出血者不宜阴道给药。

8. 用药期间应禁止性生活。

三、母乳喂养技术

【操作目的】

1. 帮助产妇掌握正确的母乳喂养方法，提高喂养质量。

2. 新生儿的生理需要得到满足，并且能促进母婴之间的情感交流。

【禁忌证】

1. 产妇患精神类疾病。

2. 产妇心功能Ⅲ级、Ⅳ级，或伴有器官功能损害等。

3. 产妇正处在传染性疾病传染期。

4. 产妇患重大疾病，需在抢救室或重症监护室观察。

5. 母亲严重乳头皲裂和乳腺炎时不宜喂奶。

【物品准备】

靠背椅、小板凳、小毛巾、小盆、温开水、纸尿裤。

【操作清单】

（一）操作前

评估：①产妇对母乳喂养方法的认知，接受、掌握程度，母乳是否充足；②产妇身体状态，营养情况、分娩方式；③新生儿日龄、体重、出生时的评分、吸吮力；④母亲有无紧张、焦虑情绪；⑤环境是否安全、安静，温度、湿度等是否适宜。

（二）操作中

1. 洗手，戴口罩。

2. 使用检查腕带、反问式查对的方法再次核对产妇。

3. 协助体位准备：协助产妇取坐位或侧卧位。

4. 指导洗净双手，并用温水毛巾清洗乳头、乳晕。

5. 哺乳姿势：母亲（坐位或侧卧位，若取坐位，哺乳侧的脚置小板凳上）和婴儿体位舒适，母亲与婴儿胸贴胸，腹贴腹，婴儿下颏贴近母亲乳房。

6. 哺乳时，先挤压乳晕周围组织，挤出少量乳汁以刺激婴儿吸吮，然后把乳头及大部分乳晕放入婴儿口中，用一手呈"C"字形托扶乳房，以防乳房堵住婴儿鼻孔。

7. 哺乳结束时，用食指轻轻向下按压婴儿下颏，避免在口腔负压情况下拉出乳头而引起局部疼痛或皮肤损伤。

8. 哺乳后，挤出少许乳汁涂在乳头和乳晕上，以防乳头皲裂。

9. 将新生儿抱起，轻拍背部 1～2 min，排出胃内空气以防呕吐。

（三）操作后

1. 协助产妇穿衣服，婴儿取右侧卧位，必要时更换纸尿裤。

2. 记录婴儿吸吮情况。

3. 健康指导与评估：①观察母亲乳头有无皲裂、乳房有无肿胀硬结；②观察婴儿吸吮情况；③指导母亲母乳喂养技巧、新生儿含接姿势及母乳喂养时间；④告知产妇及家属遇到喂养问题时的咨询途径。

【注意事项】

1. 每次哺乳时都应该吸空一侧乳房后，再吸吮另一侧乳房。

2. 患乳腺炎时，可酌情进行母乳喂养；若有乳房肿胀时，应用吸奶器吸出乳汁。

3. 哺乳后产妇佩戴合适棉质乳罩。

4. 乳汁不足时，应及时补充按比例稀释的配方牛奶。

5. 哺乳期间慎用药物。

四、胎心监护技术

【操作目的】

1. 连续观察并记录胎心率的动态变化。

2. 了解胎动时及宫缩时胎心的反应。

3. 推测宫内胎儿有无缺氧。

【禁忌证】

1. 做监护前不要服用镇静类药物。

2. 做监护时避免空腹、憋尿。

【物品准备】

胎心监护仪、超声耦合剂、胎监带、卫生纸、消毒湿巾纸、吸氧装置和屏风（必要时）。

【操作清单】

（一）操作前

评估：①孕妇孕周、胎方位及腹部皮肤状况，解释操作目的（如新入院、多普勒听诊异常、产程进展、静脉滴注催产素等）；②孕妇是否空腹或情绪激动；③询问胎动情况；④检查仪器备用状态及时间是否正确。

（二）操作中

1. 洗手，戴口罩。

2. 使用检查腕带、反问式查对的方法再次核对孕妇。

3. 调节室温，保护患者隐私。

4.指导孕妇排空膀胱。

5.体位准备：15°～30°斜坡位，左侧30°，暴露腹部。

6.应用四部触诊法判断胎背的位置。

7.听到胎心后固定胎心及宫压探头，输入床号、姓名、孕产次、孕周等信息。

8.监护过程中胎心基线＜110次/min，或＞160次/min及时报告医生。

（三）操作后

1.擦净孕妇皮肤上耦合剂，协助穿衣，恢复舒适体位。

2.打印胎心监护报告交给医生评分并存放于病历中。

3.健康指导与评估：①告知孕妇自测胎动重要性，教会其自测胎动方法；②告知临产征兆及待产相关注意事项。

【注意事项】

1.检查仪器：检查仪器时间是否正确，胎心及宫压探头接触是否良好。

2.评估孕妇：①孕周是否达到32周或以上；②避免空腹或情绪激动；③监护前排空膀胱；④询问胎动情况，选择胎动频繁时行胎心监护。

3.胎心音及宫缩观察：注意胎心音与腹主动脉音、子宫杂音、脐带杂音相鉴别；固定宫压探头时松紧适宜，在宫缩间歇期将宫压归零。

4.胎心异常处理：胎心监测常规20 min，有胎动减少或胎心异常可延长监测时间或持续监测，必要时吸氧，改变卧位，同时报告医生。

5.仪器维护：操作结束后用卫生纸擦拭干净探头并用消毒湿巾纸消毒，把导联线盘好，宫压探头禁止涂耦合剂。

五、鼻负压置换技术

【操作目的】

1.清理鼻腔分泌物，保持呼吸道通畅。

2.改善通气，减轻鼻塞症状。

【禁忌证】

1.急性鼻炎、鼻窦炎急性期。

2.发热患者。

3.鼻出血或鼻部手术后创口未愈患者。

4.严重高血压患者。

【物品准备】

电动吸引器，一次性中单，一次性负压吸引管1根，10 mL注射器2个，0.9%生理盐水 100 mL 1 袋，橡胶手套。

【操作清单】

（一）操作前

评估：①患儿病情及配合程度；②患儿鼻腔及全身情况，鼻腔无出血及破溃；③患儿1 h 内有无进食；④用物有效期、设备备用状态。

（二）操作中

1. 使用检查腕带、反问式查对两种方法进行患儿身份识别。

2. 洗手，戴口罩、戴手套，铺一次性治疗巾、调节吸引器负压（0.03～0.04 Mpa）。

3. 患儿取仰卧位，肩部下垫枕，头后仰，家长固定患儿头部。

4. 鼻负压吸引：将 0.9% 生理盐水缓慢滴入患儿鼻孔一侧，将负压吸引管连接电动吸引器，橄榄头插入鼻孔，用手指按压相反的鼻孔，指导患儿连续发出"开"声音，3～5 s 把手移开，然后再插入按住。重复上述操作，直至鼻腔无分泌物吸出为止。一侧鼻孔完成后，用同样方法操作对侧鼻孔。

（三）操作后

健康指导与评估：①观察患儿鼻腔有无出血；②告知患儿家属注意事项。

【注意事项】

1. 餐后 1 h 内不宜进行操作，以免导致呕吐。

2. 动作轻柔，抽吸时间不可过长，负压不可过大。

3. 操作过程中注意观察患儿面色及全身情况。

六、机械辅助排痰技术

【操作目的】

根据物理定向叩击原理，排除和移动肺内小气道分泌物及代谢废物。

【禁忌证】

1. 皮肤及皮下感染。

2. 肺部肿瘤（包括肋骨及脊柱的肿瘤）。

3. 肺结核。

4. 气胸及胸壁疾病。

5. 肺脓肿。

6. 凝血机制异常。

7. 肺部血栓。

8. 肺出血及咯血。

9. 急性心肌梗死。

10. 心内血栓、房颤不能耐受震动的患者。

【物品准备】

排痰仪，薄膜手套。

【操作清单】

（一）操作前

评估：①操作时间选择患者餐前 1 h 或餐后 1～3 h；②患者配合程度；③听诊患者肺部情况，以确定病变位置；④用物有效期、排痰仪性能。

（二）操作中

1. 使用检查腕带、反问式查对两种方法对患者身份进行核查。

2. 洗手、戴口罩。

3. 体位：摇低床头，放平患者，使患者取侧卧位，暴露患者胸背部，拉隔帘，注意隐私保护。

4. 手持操作杆，点手动模式，根据医嘱调节频率和治疗时间，将治疗头放于患者治疗部位，自下而上、由外向内的顺序进行叩击振动。根据患者的病情、体格、耐受程度选择合适的振幅（一般在 15～30 Hz）不超过 30 Hz，排痰时间为 10～20 min。

5. 排痰时，密切观察患者的生命体征情况，患者的耐受情况。

（三）操作后

健康指导及评估：①观察患者有无呼吸困难、胸痛表现；②排痰结束后休息 30 min，再进行其他操作；③告知患者注意事项。

【注意事项】

1. 餐前 1 h 或餐后 1～3 h 进行操作，以免导致呕吐。

2. 叩击部位的皮肤要覆盖毛巾或衣物，避免直接叩击摩擦皮肤，避开伤口，脊柱等部位。

3. 启动机器前需手持操作杆，否则治疗头挂在主机上突然启动易造成不必要的损坏。正确持拿振头尽量避免传动轴的过度弯曲，移动主机时请勿直接拖拽传动轴。

4. 接触患者的治疗头上套一次性薄膜手套，一用一更换，避免交叉感染。

七、新生儿换血疗法技术

【操作目的】

1. 降低血中未结合胆红素，防止胆红素脑病的发生。

2. 换出部分血中致敏红细胞和游离抗体，减轻溶血。

3. 纠正贫血，防止心力衰竭。

【禁忌证】

未达到换血指征的患儿慎用。

【物品准备】

用物准备：红外线辐射抢救台、心电监护仪、输血泵两台、输液泵一台、注射泵一台、各种类型注射器、输血器 3 根、微量泵延长管 1 根、留置针 4 个、一次性透明敷贴 4 张、一次性手套、一次性治疗巾、250mL 生理盐水 2 袋、100 mL 生理盐水 2 袋、肝素钠注射液 1 支、苯巴比妥钠注射液 1 支、盛动脉血的容器。

血源准备：Rh 血型不合时，选择 Rh 血型同母亲，ABO 血型同患儿，紧急情况下也可选择 O 型血。ABO 血型不合时，母亲 O 型血、子为 A 型或 B 型时，首选 O 型红细胞和 AB 型血浆的混合血。紧急情况下也可选择 O 型血或同型血。

【操作清单】

（一）操作前

评估：①患儿病史、诊断、日龄、体重、生命体征、黄疸等情况；②患儿配合程度；③用物有效期、血制品质量、设备备用状态。

（二）操作中

1. 洗手、戴口罩、戴圆帽、穿隔离衣。

2. 采用（腕带、床头卡）两种身份识别的方法对患儿进行身份核查。

3. 患儿准备：①患儿置于红外线辐射抢救台，肤温控制在 36.5℃，持续心电监护，监测生命体征及血氧饱和度；②换血前停止喂养 1 次，必要时给予药物镇静。

4. 配置肝素：① 1 mL=50 IU：（12500 IU/2 mL 肝素 2 mL+250 mL 生理盐水）；② 1 mL=1 IU：（12500 IU/2 mL 肝素 0.04 mL+250 mL 生理盐水）。

5. 建立动脉、静脉通路：①穿刺动脉、静脉留置针，静脉用于输血，动脉用于置换出带有致敏红细胞和含免疫抗体血清的血液；②打好动脉留置针后接微量泵延长管用肝素钠（1 IU/mL）维持，调节速度为 1 mL/h。

6. 换血开始前监测生命体征，取血送检：测血糖、血气分析、血清胆红素、肝肾功能、电解质、凝血全套、血常规，记录抽血量。

7. 换血：①输血前需双人再次核对交叉配血结果、原始血型单、换血医嘱、血制品质量，连接输血通路，使用输血泵输注血液。②连接动脉通道，使用配置好的肝素钠（50 IU/mL）润滑输血器。动脉 Y 型留置针上分别接肝素生理盐水管路与排血管路（直路接出血管路，旁路接肝素钠），排血管路上输液泵末端接盛动脉血的容器。③换血速度。静脉输入与动脉排出速度分别由输血泵和输液泵控制，遵医嘱调节速度。

8.换血过程中病情观察：①每隔 5 min 监测一次无创血压，换血 5 min 测体温、血氧饱和度及心率，严密观察患儿的黄疸程度及有无嗜睡、烦躁、抽搐、呼吸、心率、血氧等变化；②遵医嘱监测血糖，维持血糖在正常范围；③保持各管路的通畅，准确记录出入血量。

9.取血送检：换血量至 1/2 总量时复查血气、血常规、电解质及血清胆红素，记录抽血量。

10.换血结束取血送检：复查血气、血常规、电解质、血糖、凝血全套及血清胆红素，监测血压、心率、血氧饱和度及体温。

（三）操作后

1.拔针：换血完毕后病情稳定的患儿可考虑拔出动脉留置针。

2.洗手、记录：在护理记录单上做好换血记录。

3.健康指导与评估：①继续蓝光治疗，并监测血清胆红素变化；②观察患儿有无拒食、嗜睡、烦躁、抽搐、拥抱反射；③监测患儿呼吸、心率等变化。

【注意事项】

1.注意保暖；输入的血液要置于室温下预温，保持在 27 ～ 37℃，过低的库血温度可能导致心律失常，温度过高则导致溶血。

2.换血过程中应注意监测生命体征、血氧饱和度及胆红素、血气、血糖等变化，做好记录。注意严格无菌操作。

3.换血时需等容量匀速地抽出和输入血液。一般控制全程在 90 ～ 120 min 内，详细记录每次出量、入量、累积出入量及用药等。

4.换血后可发生 TSB 反弹，应继续光疗，并每 4 h 监测 TSB，如果监测 TSB 超过换血前水平应再次换血。

5.脐静脉换血伤口未拆线前不宜沐浴，防止切口感染。

八、新生儿窒息复苏技术

【操作目的】

抢救窒息的新生儿，恢复其自主呼吸。

【物品准备】

复苏气囊、吸引器械、气管插管、喉镜、听诊器、护理记录单、预热辐射抢救台、心电监护仪、1∶10000 盐酸肾上腺素。

【操作清单】

（一）操作前

评估：①患儿胎龄、羊水、肌张力、哭声以及呼吸；②用物有效期、设备备用状态。

（二）操作中

1. 洗手，戴口罩。

2. 保暖：将新生儿置于新生儿辐射抢救台，连接肤温探头。足月儿设置辐射保暖台温度为 32～34℃，早产儿根据其中性温度设置。

3. 体位：维持新生儿头部轻度仰伸，呈鼻吸气体位。

4. 清理气道：如新生儿气道有较多分泌物且呼吸不畅，可用吸引球或吸痰管清理气道，先口后鼻；吸引负压 80～100 mmHg。

5. 擦干和刺激：①快速彻底擦干新生儿头部、躯干和四肢，去掉湿毛巾；②如仍无自主呼吸，用手轻拍或手指弹新生儿足底或摩擦背部 2 次以诱发自主呼吸。

6. 观察新生儿呼吸状况并评估心率。如出现正常呼吸，心率≥100 次/min，肤色红润或仅手足发绀，应监测脉搏血氧饱和度，可常压给氧或给予持续气道正压通气。

7. 正压通气：①如无自主呼吸建立或心率＜100 次/min，复苏囊加压给氧，并监测血氧饱和度（根据脉搏血氧饱和度调整给氧浓度）；②有效的正压通气表现为胸廓起伏良好、心率迅速增加。如未达到有效通气，需做矫正通气步骤。首先，检查面罩和面部之间是否密闭；其次通畅气道，可调整体位为鼻吸气位、清理气道分泌物、使新生儿的口张开；最后，适当增加通气压力。

8. 30 s 有效正压通气后评估新生儿心率。如心率持续＞100 次/min，自主呼吸好，则逐渐停止正压通气。如脉搏血氧饱和度未达到目标值，可常压给氧。

9. 气管插管：如心率在 60～99 次/min，再次评估通气的有效性，必要时再做矫正通气步骤，可考虑气管插管正压通气。

10. 胸外按压：如心率＜60 次/min，再次评估通气有效性，必要时再做矫正通气步骤，给予气管插管，增加氧浓度至 100%，开始胸外按压。胸外按压务必与正压通气同时进行，胸外按压与正压通气的比例应为 3∶1。

11. 建立了协调的胸外按压和正压通气 60 s 后再评估心率。尽量避免中断胸外按压。如心率≥60 次/min，停止胸外按压，以 40～60 次/min 的频率继续正压通气。

12. 用药：如心率＜60 次/min，检查正压通气和胸外按压操作是否正确，以及是否给予了 100% 氧。如通气和按压操作皆正确，给予 1∶10000 肾上腺素。

（三）操作后

1. 洗手，处理抢救用物，书写抢救记录。

2. 健康指导与评估：①病情稳定后送新生儿重症监护病房接受密切监护和治疗；②告知患儿家长目前的情况和可能的预后，帮家长树立信心。

【注意事项】

1. ABCD 复苏方案：A 通畅气道、B 建立呼吸、C 恢复循环、D 药物治疗，顺序不能颠倒。

2. 体位：肩部以布卷垫高 2 ～ 2.5 cm，使颈部轻微仰伸。

3. 保温：整个治疗护理过程中注意患儿体温，维持患儿肛温 36.5 ～ 37.5℃。

4. 评价：评价贯穿新生儿窒息复苏整个过程，通过呼吸、心率、肤色的不断评估，采取相应的处理措施。

九、乳腺癌术后淋巴水肿综合消肿治疗技术

【操作目的】

1. 对浅部和深部淋巴管产生压力，加速淋巴的充盈和排空，增强淋巴管的功能。

2. 增加或促进淋巴液和组织间液的回流。

3. 对机体组织具有舒缓作用。

【禁忌证】

1. 任何种类的急性感染。

2. 心源性水肿。

3. 局部肿瘤复发或淋巴结转移。

4. 肾功能衰竭。

5. 急性深静脉栓塞。

【物品准备】

治疗床、清洁液、润肤剂、医用橡胶手套、淋巴水肿上肢压力绷带、胶布。

【操作流程】

（一）操作前

评估：①患者病情、配合程度；②观察操作区域皮肤有无角化、真菌感染、淋巴液漏、溃疡、淋巴管炎等并发症，优先处理皮肤并发症。

（二）操作中

1. 洗手，戴口罩、手套。

2. 体位准备：患者取平卧位。

3. 皮肤护理：①使用中性或弱酸性的清洁用品清洗皮肤，并擦干；②使用中性的润肤剂涂抹患肢。

4. 开通淋巴通路：用手掌大、小鱼际肌或并拢的食指、中指和无名指静止旋转抚摩浅表淋巴结，力度适中。抚摩顺序：锁骨上下淋巴结区→颈部淋巴结区→耳前、耳后淋巴结区→腋窝淋巴结区→肘窝→胸部→背部→腹股沟淋巴结区。

5. 手法淋巴引流：从远心端向近心端沿浅表淋巴管走向环状推进、旋转推进、勺状推进的手法进行抚摩。抚摩顺序：胸部切口上侧→对侧腋窝或锁骨下；胸部切口下侧→同侧腹股沟；上臂内侧→上臂外侧直至锁骨上；上臂外侧→同侧腹股沟；手背、手掌、前臂、肘窝→上侧外。

6. 压力治疗：①棉绷带层。使用棉质或棉粘纤维质管状绷带包扎手背至腋下皮肤，此层不加压。②手指绷带层。使用宽 4～5 cm 的弹性绷带包扎手指及手背，应沿着每个指头的长度缠绕数层，每个手指绷带包扎后都在腕部缠绕 1 圈固定，此层不加压。③衬垫层（软绵或泡沫卷状）。从手腕向近心端缠绕直至患肢腋下包扎患侧肢体，此层不加压。④短弹力绷带层。使用短弹力绷带包扎手掌、前臂和上臂，包扎压力从肢体远心端到近心端逐渐递增，上臂顶点处用胶布固定绷带。⑤强弹力绷带。使用强弹力绷带包扎手掌、前臂和上臂，包扎压力从肢体远心端到近心端逐渐递增，上臂顶点处用胶布固定绷带（仅白天使用）。

（三）操作后

1. 功能锻炼：①热身，活动大关节，20～30 次，中等速度。②活动肩部或肩胛部。③消肿锻炼。患侧上肢活动屈曲或伸展活动。④位伸锻炼。上肢上举摸头部。⑤呼吸锻炼。做扩胸呼吸、唱歌。

2. 健康指导与评估：①观察患者反应（有无胀痛、压痛等）、压力绷带的耐受性；②告知患者及家属注意事项。

【注意事项】

1. 淋巴水肿任何时期均应严格保护皮肤的完整性，避免受损。

2. 手法淋巴引流应由淋巴水肿治疗师进行操作，抚摩手法轻柔，以不造成局部皮肤发红为宜。

3. 实施手法淋巴引流后，应使用弹力绷带 23 h/d。压力绷带治疗期间应观察患肢是否出现局部压痛明显或手指麻木等末梢血液循环不良情况，及时调整绷带压力。

4. 肢体包扎后出现皮肤过敏症状者，应暂停治疗。

5. 消肿治疗结束后进入居家维持护理阶段，应在治疗师的指导下使用定制的弹力袖套替换弹力绷带。

6. 可在日常生活和工作中进行功能锻炼，运动时宜穿戴弹力袖套或使用弹力绷带。

7. 淋巴水肿治疗需持之以恒，为维持消肿治疗效果，应教会患者进行居家手法淋巴引流，并定期到医院复诊。

第十章

护理评估技术操作

一、住院患者自理能力评估技术

【定义】

1. 自理能力：生活中个体照顾自己的行为能力。

2. 日常生活活动（ADL）：人们为了维持生存及适应生存环境而每天反复进行的、最基本的、具有共性的活动。

【目的】

1. 了解患者的日常生活能力及自理能力等级。

2. 为护理分级提供参考依据。

3. 为制定护理措施、判定治疗效果提供客观依据。

【评估原则】

1. 选择合适的评估工具及方法进行客观评估。

2. 结合患者病情等进行综合评估。

3. 实施连续动态评估。

【自理能力评估工具】

自理能力评估工具见 Barthel 指数评定量表（表 10-1），自理能力分级表（表 10-2）。

表 10-1　Barthel 指数评定量表

序号	等级项目	完全独立	需部分帮助	需极大帮助	完全依赖	评定细则
1	进食	10	5	0	/	用合适的餐具将食物由容器送到口中，包括筷子（勺子或叉子）取食物、对碗（碟）的把持、咀嚼、吞咽等过程。注：留置胃管为 0 分
2	洗澡	5	0	/	/	包括进出浴室、穿脱衣裤、洗浴全身等
3	修饰	5	0	/	/	包括洗脸、刷牙、梳头、刮脸等
4	穿（脱）衣	10	5	0	/	包括穿（脱）衣服、系扣子、拉拉链、穿（脱）鞋袜、系鞋带等

续表

序号	等级项目	完全独立	需部分帮助	需极大帮助	完全依赖	评定细则
5	控制大便	110	5	0	/	指受意识控制,可自主排便。患者可控制大便10分,偶尔失控或需要他人提示5分,完全失控0分
6	控制小便	10	5	0	/	指受意识控制,可自主排尿。患者可控制小便10分,偶尔失控或需要他人提示5分,完全失控或者留置导尿管0分
7	如厕	10	5	0	/	包括去厕所、解开衣裤、擦净、整理衣裤、冲水等过程
8	床椅转移	15	10	5	0	包括从下床到坐在床旁椅,以及从坐在床旁椅到上床转移的所有动作
9	平地行走	15	10	5	0	指从双脚站立位,在平地行走45 m的过程
10	上下楼梯	10	5	0	/	指从双脚站立位,连续上、下10～15个台阶的过程
Barthel 指数评定量表总分: 分(1～10项分值相加)						

表 10-2　自理能力分级表

自理能力等级	等级划分标准	需要照护程度
重度依赖	总分 ≤ 40 分	全部需要他人照护
中度依赖	总分 41～60 分	大部分需他人照护
轻度依赖	总分 61～99 分	少部分需他人照护
无依赖	总分 100 分	无须他人照护

【评估时机】

1. 定时评估:患者入院时均需进行评估,入院后每周评估1次。

2. 实时评估:患者病情和(或)自理能力发生变化时、术后、转科时,均须当班内进行动态评估。

【评估内容】

BI 指数 ≤ 40 分为重度依赖;41 分 < BI 指数 < 60 分为中度依赖;61 分 < BI < 99 分为轻度依赖;BI 指数 100 分为无依赖。

【管理目标】

根据病情和(或)自理能力等级,确定患者护理分级。临床医护人员根据患者的病情和自理能力的变化动态调整患者护理级别,为患者提供对应的诊疗计划和护理措施,既充分发挥患者的自理潜能,又针对性满足患者需要,提高患者生存质量。

1. 符合以下情况之一,可确定为特级护理:病情危重,随时可能发生病情变化需要进行监护、抢救的患者;维持生命,实施抢救性治疗的重症监护患者;各种复杂或大手术后、严重创伤或大面积烧伤的患者。

2.符合以下情况之一，可确定为一级护理：病情趋向稳定的重症患者；病情不稳定或随时可能发生变化的患者；手术后或治疗期间需要严格卧床的患者；自理能力重度依赖的患者。

3.符合以下情况之一，可确定为二级护理：病情趋于稳定或未明确诊断前，仍需观察，且自理能力轻度依赖的患者；病情稳定，仍需卧床，且自理能力轻度依赖的患者；病情稳定或处于康复期，且自理能力中度依赖的患者。

4.病情稳定或处于康复期，且自理能力轻度依赖或无依赖的患者，可确定为三级护理。

【注意事项】

1.该评估要记录患者所做的，而不是患者所能做的。

2.需要指导的患者是不具有自理能力的。

3.完全独立使用辅助器具达到自理能力也属于独立。

二、跌倒风险评估技术

【定义】

跌倒：住院患者在医疗机构任何场所，未预见性地倒于地面或倒于比初始位置更低的地方，可伴或不伴有外伤。

【目的】

1.及早识别导致跌倒的风险因素，加强患者跌倒的预防管理。

2.降低患者跌倒发生率及伤害程度，保障患者安全。

【评估原则】

1.选择合适的评估工具进行客观、全面评估。

2.实施动态评估。

【跌倒评估工具】

跌倒评估工具有跌倒风险临床判定表（表10-3），Morse跌倒风险评估量表（表10-4）。

表10-3 跌倒风险临床判定表

跌倒风险等级	患者情况
跌倒低风险	昏迷或完全瘫痪
跌倒中风险	存在以下情况之一： ——过去24 h 内曾有手术镇静史 ——使用2种及以上高跌倒风险药物

跌倒风险等级	患者情况
跌倒高风险	存在以下情况之一： ——年龄 ≥ 80 岁； ——住院前 6 个月内有 2 次及以上跌倒经历，或此次住院期间有跌倒经历； ——存在步态不稳、下肢关节和 / 或肌肉疼痛、视力障碍等； ——6 h 内使用过镇静镇痛、安眠药物

表 10-4　Morse 跌倒风险评估量表

项目	评分标准	评分
跌倒史 / 视力障碍	无	0
	有	25
超过一个疾病诊断	无	0
	有	15
使用助行器具	无 / 卧床休息 / 坐轮椅 / 护士辅助	0
	拐杖 / 手杖 / 助行器	15
	依扶家具	30
静脉输液	无	0
	有	20
步态	正常 / 卧床休息 / 轮椅	0
	虚弱	10
	受损	20
精神状态	正确评估自我能力	0
	高估 / 忘记限制	15

【评估时机】

1. 定时评估：患者入院、转科时。

2. 实时评估：住院期间出现病情变化、使用高跌倒风险药物、跌倒后、跌倒高风险患者出院前。

【评估内容】

1. 患者近 6 个月内或入院后曾经有跌倒 / 晕厥的历史评分为 25 分，有视力障碍评分为 25 分，若患者近 6 个月内发生跌倒且有视力障碍评分仍为 25 分。

2. 入院时，患者 2 个或 2 个以上不同系统的医学诊断评分为 15 分（原发疾病累及 2 个或 2 个以上属于此类范畴）。

3. 虚弱：患者可自行站立，但行走时呈小步态，或弯腰，或拖着脚走的情况，评分为 10 分；受损：患者主要表现为跛行、蹒跚、步态不稳或不平衡，评分为 20 分。同时满足两项及以上者取分值高项。

4.跌倒低风险：< 25 分；跌倒中风险：25 ～ 45 分；跌倒高风险：> 45 分。

5.跌倒伤害程度：①无伤害（0 级）。无损伤症状或体征。②轻度伤害（1 级）。血肿、擦伤、疼痛需冰敷、包扎。③中度伤害（2 级）。肌肉关节损伤需缝合、固定。④重度伤害（3 级）。骨折、神经、脏器损伤需手术、石膏固定；髋关节骨折。⑤死亡。

【管理目标】

1.患者在院期间跌倒发生率为 0%。

2.降低跌倒患者的伤害程度。

【注意事项】

1.在判定跌倒风险等级的同时，应根据评估确定的风险因素，采取针对性的预防措施。应对跌倒风险因素及风险级别进行动态评估，并及时调整预防措施。Morse 评分 ≥ 45 分，每周评估 1 次，须专人 24 h 看护，保持患者在照护者的视线范围内。

2.应对患者和 / 或照护者进行预防跌倒的健康教育，并鼓励主动参与预防措施的制订与实施。护士发放防跌倒健教单并挂"防跌倒 / 防坠床"标识，建立《住院患者预防跌倒告知书》，各项目填写完整，勾选的危险因素与患者实际、Morse 评分及医嘱相符，并请患者或家属签字，一式两份，一份病历留存，一份交予患者留存。

三、压力性损伤护理评估技术

【定义】

压力性损伤是指由压力或压力联合剪切力导致的皮肤和（或）皮下组织的局限性损伤，通常位于骨隆突处部位，也可能与医疗器械或其他物体有关。

【目的】

1.预防与减少患者压力性损伤的发生。

2.促进压力性损伤的愈合，保障患者诊疗过程安全。

【评估原则】

1.应选择合适的评估工具进行准确评估。

2.评估应贯穿治疗的全过程。

【压力性损伤评估工具】

Braden 评分表为一种压力性损伤评估工具（表 10-5）。

表 10-5　Braden 评分表

项目	1 分	2 分	3 分	4 分
感知能力	完全受限	大部分受限	轻度受限	无损害
潮湿程度	持续潮湿	常常潮湿	偶尔潮湿	罕见潮湿

续表

项目	1分	2分	3分	4分
活动能力	卧床	坐椅子	偶尔步行	经常步行
移动能力	完全受限	非常受限	轻微受限	不受限
营养摄取能力	非常差	可能不足	充足	丰富
摩擦力和剪切力	存在问题	潜在问题	不存在问题	
得分：分 极度危险：≤9分 高度危险：10～12分 中度危险：13～14分 轻度危险：15～18分				

【评估时机】

1. 定时评估：新入院患者8h内完成首次评估。

2. 实时评估：转入、病情变化、手术后、出院时。

【评估内容】

1. 风险因素：移动、活动受限，潜在摩擦力和剪切力，皮肤潮湿和大、小便失禁，营养状态受损。

2. 部位：评估压力性损伤发生的主要部位。

3. 分期：评估有助于判断压力性损伤的程度及确定治疗方案。

4. 时间：开始发生和持续的时间。

【管理目标】

1. 患者住院期间无压力性损伤事件发生。

2. 对于已经发生的压力性损伤，采取有效措施促进转归。

【注意事项】

1. 全面评估皮肤情况，重点是骨突部位处皮肤。告知患者及家属翻身是最简单有效且经济的预防措施；指导其正确体位的技巧，避免拖拉等动作。

2. 识别高危人群：重症监护患者、糖尿病、手术患者、脊椎损伤、既往有压力性损伤病史或现有1期压力性损伤进展成2期或更深压力性损伤的患者、接受姑息治疗、转运中患者、神经功能障碍、合并有周围血管疾病、正在使用医疗器械的患者、行动不便、皮肤状况差和具有其他危险因素的老年人、新生儿及婴幼儿。

3. 院外带入压力性损伤评估后，在护理评估单注明"院外带入压力性损伤"并描述部位、大小、分期，在床尾悬挂标识。

4. Braden评分＞12分，只需评估一次；Braden≤12分，每周评估1次。

四、管路滑脱评估技术

【定义】

管路滑脱：又称非计划性拔管或意外拔（脱）管，是指置入的管路发生意外脱落，或未经医护人员同意将导管拔出体外或移位，或因其他人员操作不当所致的管路脱出或移位。

【目的】

有效减少患者管路滑脱的发生，降低护理安全隐患。

【评估原则】

1.选择合适的评估工具进行正确评估。

2.评估应贯穿治疗的全过程。

【管路滑脱评估工具】

管路滑脱评估工具为管路滑脱评估表（表10-6）。

表10-6　管路滑脱评估表

项目	1分	3分	5分
管路级别			
意识/精神	清楚/昏迷/特殊（镇静）状态	嗜睡/昏睡/意识模糊	烦躁/谵妄不安
生活/活动	无依赖	轻/中度依赖	重度依赖
配合程度	配合	有时配合	不配合
耐受程度	耐受	基本耐受	不耐受
管路固定	易于固定	不易固定	固定困难
伴随症状	无疼痛、咳嗽、呕吐、出汗或轻微伴随症状	中度伴随症状（疼痛4～6分或频繁咳嗽、呕吐、出汗）	重度伴随症状（疼痛＞7分或剧烈咳嗽、呕吐、多汗）
总分：　分 注：低危风险或低危管路：≤9分；中危风险或中危管路：10～20分；高危风险或高危管路：≥21分			

高危管路：滑脱后可能危及生命需要立即处理且处理时创伤大，风险系数最高，包括胸腔引流管、气管插管导管、气管切开套管、颅脑引流管、心包引流管、前列腺及尿道术后的导尿管、T管、鼻胆管、经皮肝穿刺引流管（PTCD管）、胰周引流管、输液港、动脉留置针、吻合口以下的胃管、腰大池引流管、三腔二囊管等。

中危管路：滑脱后后果较严重但不可能立即危及生命，需要立即处理且创伤较大，风险系数较高，包括各类造瘘管、双套管、腹腔引流管、盆腔引流管、宫腔引流管、创腔引流管、创腔冲洗引流管、中心静脉导管、PICC导管、肠内营养管等。

低危管路：指滑脱后仅可能会影响患者的预后，一般不会危及患者生命或引起严重并发症，包括尿管、胃管、肛管、膈下引流管等。

【评估时机】

1.定时评估：患者入院、转入、置管时进行评估。

2.实时评估：当患者发生病情变化时进行复评估。

【评估内容】

1.管路置管时间、部位、级别及滑脱的风险程度。

2.患者的意识状态和配合程度、穿刺口及周围皮肤有无渗血、渗液及其他不适。

3.管路是否标识明确、妥善固定、保持通畅。

【管理目标】

1.患者管路滑脱危险因素评估率100%。

2.患者管路滑脱预防知识知晓率100%。

3.有效降低患者非计划拔管率。

【注意事项】

1.留置各种导管患者，责任护士均应进行首次危险度评估。防止管路滑脱，以预防为主，做到风险评估到位。

2.评估管路滑脱高危人群：有精神症状、意识不清、躁动不安、小儿等不能配合的患者，必要时实施保护性约束。清醒患者加强宣教，说明置管的目的和重要性，告知患者保护导管的方法，脱衣或者活动时防止拉出。

3.各类导管标识醒目，妥善固定，随时查看各种管路是否扭曲、移位、堵塞、脱落、受压；管路衔接处有无分离、有无体液外渗、有无被血液污染；观察贴膜、胶布及固定带，受潮、松脱时及时更换处理。

五、血栓风险评估技术

【定义】

深静脉血栓形成（DVT）：指血液在深静脉内不正常地凝固、阻塞管腔，从而导致静脉回流障碍。可发生于全身各部位，多见于下肢深静脉。

肺动脉血栓栓塞症（PTE）：指来自静脉系统或右心的血栓阻塞肺动脉或其分支所致疾病，以肺循环（含右心）和呼吸功能障碍为主要临床表现和病理生理特征。

静脉血栓栓塞症（VTE）：指血液在静脉内不正常地凝结，使血管完全或不完全阻塞。VTE包括DVT和PTE，两者相互关联，是VTE在不同部位和不同阶段的两种临床表现形式。

【目的】

1.早期识别高危患者，及时进行预防，减少医院内VTE的发生。

2. 对已发生 DVT 的患者积极配合治疗，给予护理指导，预防并发症，促进患者康复。

【评估原则】

1. 正确选择风险评估表，准确实施风险评估。

2. 评估应贯穿治疗的全过程。

【血栓评估工具】

1. 手术科室患者采用 Caprini 血栓评估表（表 10-7）。

2. 非手术科室患者采用 Padua 血栓评估表（表 10-8）。

3. 肿瘤患者采用 Khorana 血栓评估表（表 10-9）。

表 10-7　Caprini 血栓评估表

A1 每个危险因素 1 分		B 每个危险因素 2 分	
□	年龄 40～59 岁	□	年龄 60～74 岁
□	计划小手术	□	大手术＜（60min）*
□	近期大手术	□	腹腔镜手术（＞60min）*
□	肥胖（BMI＞25kg/m^2）	□	关节镜手术（＞60min）*
□	卧床的内科患者	□	既往恶性肿瘤
□	炎症性肠病史	□	肥胖（BMI＞40kg/m^2）
□	下肢水肿	C 每个危险因素 3 分	
□	静脉曲张	□	年龄≥75 岁
□	严重的肺部疾病，含肺类（1 个月内）	□	大手术持续 2～3h*
□	肺功能异常（慢性阻塞性肺疾病）	□	肥胖（BMI＞50kg/m^2）
□	急性心肌梗死（1 个月内）	□	浅静脉、深静脉血栓或肺栓塞病史
□	充血性心力衰竭（1 个月内）	□	血栓家族史
□	败血症（1 个月内）	□	现患恶性肿瘤或化疗
□	输血（1 个月内）	□	肝素引起的血小板减少
□	下肢石膏或肢具固定	□	未列出的先天或后天血栓形成
□	中心静脉置管	□	抗心磷脂抗体阳性
口	其他危险因素	□	凝血酶原 20210A 阳性
		□	因子 Vleiden 阳性
		□	狼疮抗凝物阳性
		□	血清同型半胱氨酸酶升高
A2 仅针对女性（每项 1 分）		D 每个危险因素 5 分	
□	口服避孕药或激素替代治疗	□	脑卒中（1 个月内）
□	妊娠期或产后（1 个月）	□	急性脊髓损伤（瘫痪）（1 个月内）
□	原因不明的死胎史	□	选择性下肢关节置换

□	复发性自然流产（≥3次）	□	髋关节、骨盆或下肢骨折
□	由于毒血症或发育受限原因早产	□	多发性创伤（1个月内）
		□	大手术（超过3h）*

危险因素总分：

注：①每个危险因素的权重取决于引起血栓事件的可能性。如癌症的评分是3分，卧床的评分是1分，前者比后者更易引起血栓。②*只能选择1个手术因素。

预防方案（caprini评分）			
危险因素总分	风险等级	DVT发生风险	预防措施
0～1分	低危	＜10%	尽早活动，物理预防（　）
2分	中危	10%～20%	抗凝同意书，药物预防或物理预防（　）
3～4分	高危	20%～40%	抗凝同意书，药物预防或物理预防（　）
≥5分	极高危	40%～80%，死亡率1%～5%	抗凝同意书，药物预防或物理预防（　）

表10-8　Padua血栓评估表

姓名：	性别：		年龄：	住院号：
入院日期：				
VTE血栓风险评估				

项目评分	病史	手术
1分	年龄≥70岁	
1分	肥胖（BMI≥30）	
1分	正在进行激素治疗	
1分	心脏和（或）呼吸衰竭	
1分	急性心肌梗死和（或）缺血性脑卒中	
1分	急性感染和（或）风湿性疾病	
2分		近期（≤1个月）创伤或外科手术
3分	既往静脉血栓栓塞症	
3分	制动，患者身体原因或遵医嘱需卧床休息≥3d	
3分	活动性恶性肿瘤、患者先前有局部或远端转移和（或）6个月内接受过化疗和放疗	
3分	有血栓形成倾向，抗凝血酶缺陷症，蛋白C或S缺乏，LeideV因子、凝血酶原G20210A突变，抗磷脂抗体综合征	
合计评分		
评估日期：　年　月　日	评估护士签名：	
非手术科室——Padua评分：低危：≤2分；中危：3分；高危：≥4分		

表 10-9 Khorana 血栓评估表

姓名：	性别：		年龄：	住院号：
入院日期：				
VTE 血栓风险评估				
项目评分	病史		实验室检查	
1 分	肥胖（BMI）≥ 35 kg/m²		化疗前白细胞计数 > 11 × 10⁹/L	
1 分	肺、淋巴、消化道、膀胱、睾丸、肾部位肿瘤		化疗前血小板计数 ≥ 350 × 10⁹/L	
1 分	使用促红细胞生成素		血红蛋白 < 100 g/L	
2 分	胃、胰腺、脑肿瘤			
合计评分				
评估日期： 年 月 日 评估护士签名：				
肿瘤患者——Khorana 评分：低危：0 分；中危：≤ 2 分；高危：≥ 3 分				

【评估时机】

1. 定时评估：对所有 ≥ 14 岁住院患者在入院或转入 24 h 内护士完成评估，医生确认。

2. 实时评估：手术后、病情变化时、出院时进行复评；评估结果为中高危的患者每周复评 1 次，由医生开立医嘱，医护共同完成评估。

【评估内容】

1. 患者是否存在血栓。

2. 患者是否为血栓中高危患者。

【管理目标】

1. 加强对 VTE 风险（评估中高危）患者的管理，遵医嘱落实预防措施，降低 VTE 发生率。

2. 对已经发生深静脉血栓的患者，配合医生做好处置，防止并发症。

【注意事项】

1. 评估为中高危的患者须告知医生并记录，根据医嘱进行基础及物理预防，床头挂"防深静脉血栓"的警示标识，床头或床尾挂深静脉血栓预防指导单。物理预防之前须再次查看超声结果排除深静脉血栓，指导患者进行踝泵运动、股四头肌等长舒缩运动和直腿抬高运动及上肢活动。

2. 对患者进行健康指导：①告知血栓的高危风险；②病情允许的情况下多饮水，每日饮水量 > 1000 mL，多吃蔬菜、水果，保持大便通畅，避免屏气用力；③戒烟、戒酒；遵医嘱正确落实药物预防措施，观察口服或注射抗凝药物后有无牙龈、口鼻、小便等出血。

3.对已经发生深静脉血栓的患者，避免患肢穿刺，遵医嘱限制活动，抬高患肢，遵医嘱监测患者血氧饱和度。患者须知晓自身存在血栓；根据医嘱绝对卧床，抬高患肢；病情允许的情况下多饮水，每日饮水量＞ 2000 mL，多吃蔬菜、水果，保持大便通畅，避免屏气用力；禁止对患肢进行按摩、热敷、挤压等。

4.评估结果为中高危及以上的 VTE 患者，出院时提供健康处方，在患者出院 2 周内电话对患者进行血栓预防等相关知识健康宣教、用药和运动指导以及随访。

六、意识障碍评估技术

【定义】

意识障碍：是指不能正确认识自身状态和（或）客观环境，不能对环境刺激做出正确反应的一种病理过程，其病理学基础是大脑皮质、丘脑和脑干网状系统的功能异常。

【目的】

判断患者意识障碍程度，及时发现病情变化。

【评估原则】

1.应选择合适的评估工具进行简易评估。

2.结合患者疾病，进行综合评估。

3.实施连续动态评估。

【意识障碍评估工具】

格拉斯哥昏迷评分表（Glasgow coma scale，GCS）见表 3-2，是目前最常用的急性意识障碍程度的量化工具。

【评估时机】

1.定时评估：急性意识障碍患者每小时评估；每班交接班时床旁进行评估。

2.实时评估：当患者发生意识改变时。

【评估内容】

意识障碍程度分级：15 分表示意识清楚，12 ～ 14 分为轻度意识障碍，9 ～ 11 分为中度意识障碍，3 ～ 8 分为重度意识障碍。

【管理目标】

发现患者意识状态的改变，及时报告医生。

【注意事项】

1.GCS 评分表不能评估气管插管患者的语言功能。

2.GCS 评分表不适用于婴儿及 5 岁以下儿童。

七、疼痛评估技术

【定义】

疼痛：是因躯体损伤或炎症刺激或因情感痛苦而产生的一种不适的躯体感觉及精神体验。

爆发性疼痛：发作迅速、持续时间短、疼痛强度剧烈的疼痛。

【目的】

对患者定时进行镇痛评估，降低患者疼痛发生率及疼痛程度。

【评估原则】

1. 应选择合适的评估工具进行简易评估。

2. 根据患者疼痛程度、镇痛措施实施情况，进行综合评估。

3. 评估应贯穿治疗的全过程。

【疼痛评估工具】

1. NRS（数字疼痛分级法）：适用于理解数字并能表达疼痛的患者。数字越大，疼痛程度越重（图 10-1）。

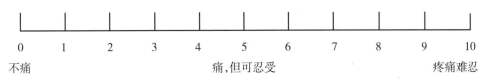

图 10-1　数字疼痛分级法

2. 视觉模拟评分法：适用于理解文字并能表达疼痛的患者。使用时将有刻度的一面背向患者，让患者在直尺上标出能代表自己疼痛程度的相应位置，护士根据患者标出的位置看后面的数字为其评出分数（图 10-2）。

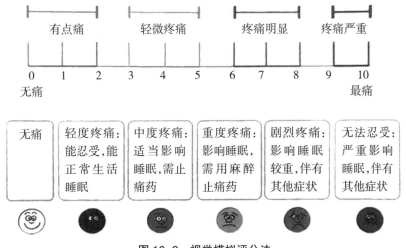

图 10-2　视觉模拟评分法

3. 重症监护患者疼痛观察工具（critical-care pain observation tool，CPOT）：适用于无法交流的 ICU 患者。根据患者实际情况评分，最终将 4 个条目得分相加，总分越高则患者疼痛程度越高（表 3-3）。

【评估时机】

1. 定时评估：入院时或转入时；轻度疼痛（1～3 分）每日评估 1 次；中、重度疼痛（＞3 分），每 4 h 评估 1 次至≤3 分。

2. 实时评估：当患者报告疼痛，或出现新的疼痛时进行评估；镇痛治疗方案更改后；给予疼痛干预治疗后，追踪评估。

【评估内容】

1. 疼痛程度分级：0 分为无痛、1～3 分为轻度疼痛、4～6 分为中度疼痛、7～10 分为重度疼痛。

2. 疼痛部位：评估疼痛发生的主要部位和发生放射性疼痛的部位。

3. 疼痛性质：评估有助于判断疼痛的病因及确定治疗方案。

4. 疼痛的时间：开始发生和持续的时间。

5. 其他：诱发或缓解因素，对生理、心理、生活的影响，治疗效果。

【管理目标】

1. 患者疼痛评分≤3 分。

2. 24 h 内爆发性疼痛频率＜3 次。

3. 24 h 内需要药物解救频率≤3 次。

4. 镇痛效果不达标的患者，及时与医生对治疗目标和方案进行修订。

【注意事项】

1. 生理和行为不是反映疼痛的最敏感或特定指标。

2. 不能交流的患者，采用客观疼痛评估法；具备交流能力的患者，采用主观疼痛评估法。

3. 整个住院过程中，对同一位患者应使用同一种主观或客观疼痛评估工具。

八、躁动评估技术

【定义】

躁动：是一种伴有不停动作的易激惹状态，或是一种伴随着挣扎动作的极度焦虑状态。

【目的】

连续评估镇静深度，指导镇静治疗，避免过度使用镇静药物，减少镇静药物相关并发症。

【评估原则】

1. 应选择合适的评估工具进行简易评估。

2. 根据患者躁动程度、镇静措施实施情况，进行综合评估。

3. 实施连续动态评估。

【镇静评估工具】

Richmond 躁动 – 镇静评分表适用于 ICU 镇静镇痛患者、机械通气及危重患者（表 3-1）。

【评估时机】

1. 定时评估：使用镇静药物每 4 h 评估 1 次。

2. 实时评估：当患者镇静效果与临床治疗目标不一致时。

【评估内容】

1. 镇静程度分级：-3 ～ 0 分为轻度镇静水平，-4 ～ -5 分为过度镇静，1 ～ 4 分为镇静不足。

2. 其他：诱发或缓解因素，对生理、心理、生活的影响，治疗效果。

【管理目标】

1. 临床目标：RASS 评分 -3 ～ 0 分。

2. 深镇静：RASS 评分 -3 ～ -4 分。

3. 镇静效果不达标的患者，及时与医生一起对治疗目标和方案进行修订。

【注意事项】

1. ICU 患者根据器官功能状态个体化选择镇静深度，实施目标指导的镇静策略。

2. 应根据镇静状态的评估结果随时调整镇静深度，对于深度镇静患者宜实施每日镇静中断。

3. 所有神经 – 肌肉阻滞药物必须在充分镇痛镇静治疗的基础上加以应用，并使用客观脑功能监测。

4. 不推荐苯二氮卓类药物作为维持镇静剂，因为它们与谵妄有关；丙泊酚可引起血流动力学变化（包括心肌抑制、心动过缓和低血压）。

镇静、镇痛评估流程见图 10-3。

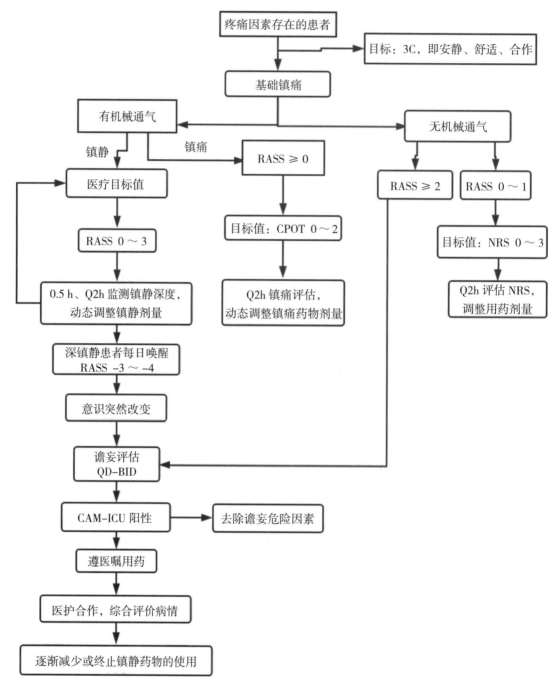

图 10-3　镇静、镇痛评估流程

九、谵妄评估技术

【定义】

谵妄：是多种原因引起的一过性的意识混乱状态伴有认知功能障碍。

【目的】

对具有相关危险因素的ICU患者进行常规谵妄监测，达到早期预警、早期防治的效果。

【评估原则】

1.应选择合适的评估工具进行评估。

2.评估应贯穿治疗的全过程。

【谵妄评估工具】

CAM-ICU评估表可应用于因ICU内气管插管等原因而不能说话的患者，从意识状态、注意缺损、思维紊乱和意识清晰度四个方面对谵妄进行评估（表3-5）。

CAM-ICU评估流程见图10-4。

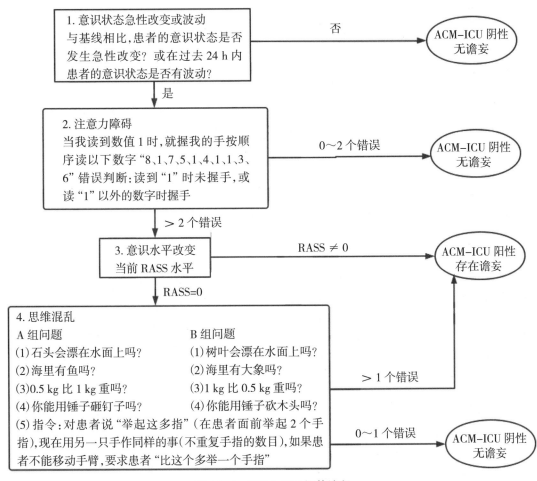

图10-4　CAM-ICU评估流程

【评估时机】

1.定时评估：成人重症患者每日进行常规评估。

2.实时评估：一旦发现患者出现认知功能、注意力、躯体功能和行为的改变，立即进行评估。

3.术后患者每班评估直至术后 5 d。

【评估内容】

1.患者是否存在谵妄。

2.患者镇痛、镇静药物。

3.其他：诱发或缓解因素，对生理、心理、生活的影响，治疗效果。

【管理目标】

1.RASS 评分 –3 ～ 0 分。

2.患者疼痛评分 ≤ 3 分。

3.对可疑发生谵妄的患者，实施 ABCDEF 集束化预防干预策略。

4.对发生谵妄的患者，实施非药物干预策略。

【注意事项】

1.重症患者的体能耐受、表达能力相对较差，进行评估时需要进行问题优先级，采用简单高效的评估方法。

2.谵妄多见于老年患者，在评估时需鉴别患者是否存在认知障碍。

十、身体约束护理评估技术

【定义】

身体约束指使用相关用具或设备附加在或临近于患者的身体，限制其身体或身体某部位自由活动和（或）触及自己身体的某部位。

【目的】

通过合理使用约束工具适当限制患者冲动、自伤、伤人、紊乱、治疗不合作等行为，以保证患者安全的方法。

【评估原则】

1.实施最小化约束，当约束替代措施无效时实施约束。

2.患者有利原则，保护患者隐私及安全，对患者提供心理支持。

3.实施过程中动态评估，医护患三方应及时沟通，调整约束决策。

【约束评估工具】

约束评估表见表 10–10。

表 10-10　约束评估表

类别	项目	7分	6分	5分	4分	3分	2分	1分
约束评估	RASS 分级 / 意识	危险躁动，拉扯气管插管及各种导管，在床上翻来覆去，攻击医护人员，试图翻越床栏	躁动，试图坐起或将肢体伸出床沿，不能始终服从指令 / 意识处于嗜睡、昏睡、谵妄或模糊状态	烦躁但能配合；摆弄床单或插管，不能盖好被子，能服从指令 / 意识处于昏睡状态	安静、配合，有目的整理床单或衣服，能服从指令	触摸、呼唤名字能有反应	仅对恶性刺激有反应	无反应 / 昏迷或意识清楚，完全配合
约束评估	肌力		肌力 5 级，正常肌力	肌力 4 级，能做对抗阻力动作，但较正常差	肌力 3 级，肢体能抬离床面，但不能对抗阻力	肌力 2 级，肢体能在床面移动，但不能抬起	肌力 1 级，肌肉可以收缩，不能产生动作	肌力 0 级，完全瘫痪
	导管危险分级			气管插管、气管切开套管（≤ 7 d，手术及介入操作置入的导管）		一般有创操作下置入的导管（CVC\PICC 等）		
约束等级	完全约束：≥ 17 分；预防性约束：12 ～ 16 分；间断性约束：9 ～ 11 分；无约束：≤ 8 分或昏迷，肌力≤ 1 级							
约束部位	□未约束　　□上肢　　□下肢　　□四肢　　□躯体							
约束工具	□约束带　　□约束手套　　□约束背心							
约束观察与护理	□皮肤颜色——□ N　□异常_____ □温度——□ N　□异常_____ □感觉——□ N　□异常_____ □松紧度——□ N　□过松　□过紧							
约束替代方法	①优化环境，减少光线和噪音；②处于麻醉苏醒期的患者，重复定向；③鼓励交流，使用交流板；④缓解疼痛和焦虑；⑤确保舒适，体位、冷热；⑥使患者手握物体，防止抓握导管							
评分时机	①每班评估；②病情发生变化时							

【评估时机】

1. 身体约束属于临时性行为，医护需要每日共同对患者进行约束评估。

2. 动态评估：约束过程中每班进行动态评估，根据病情及时调整约束决策。

【评估内容】

1.约束前评估：根据意识状态评估、肌力评估、行为评估、治疗/设备评估确定患者是否需要实施保护性约束。

2.约束过程评估：①保持约束肢体的功能位及活动度。②约束用具应固定在患者不可及处。③约束中宜使用床档，病床制动并降至最低位。④动态观察患者约束松紧度、局部皮肤颜色、温度、感觉、局部血运情况并记录。

3.约束解除评估：①患者意识清楚，情绪稳定，精神或定向力恢复正常，可配合治疗及护理，无攻击、拔管行为或倾向。②患者深度镇静状态、昏迷、肌无力。③支持生命的治疗/设备已终止。④可使用约束替代措施。⑤如多部位约束，宜根据患者情况逐一解除并记录。

【管理目标】

1.规范并缩减住院患者身体约束的使用。

2.降低约束对患者带来的不利影响。

【注意事项】

1.实施约束前由医护共同进行评估，家属签署告知书，医生开立医嘱。

2.应用正确的约束方法，约束带要有衬垫，保持约束肢体处于功能位，约束带松紧度能伸进 1～2 指，手臂活动度在抬起或平移时均在 3 cm 以内为宜。

3.密切观察约束部位末梢循环情况，包括皮肤颜色、温度、动脉搏动、水肿等，保证约束部位皮肤完整，血运良好，无骨折、外伤或感染，无腕带、留置针、首饰等硬物。

4.使用时间不宜过长，每 1～2 h 放松约束肢体 5～10 min。

十一、喂养不耐受评估技术

【定义】

喂养不耐受：通常是指在喂养过程中各种原因（如呕吐、高胃残余量、腹泻、胃肠出血等）导致肠内营养输注量减少。

【目的】

1.尽早为患者启动肠内营养，保留其肠道黏膜屏障功能和免疫功能。

2.降低患者感染率，加速伤口愈合，缩短住院时间。

【评估原则】

1.应选择合适的评估工具进行评估。

2.评估应贯穿治疗的全过程。

【喂养不耐受评估工具】

肠内营养耐受性评分见表 10-11。

表 10-11　肠内营养耐受性评分

评分内容	评分标准			
	0 分	1 分	2 分	5 分
腹胀和（或）腹痛	无	轻度腹胀、无腹痛	明显腹胀或腹内压 15 ～ 20 mmHg 或能够自行缓解对的腹痛	严重腹胀或腹内压 > 20 mmHg 或腹痛不能自行缓解
恶心和（或）呕吐	无恶心、呕吐或持续胃肠减压无症状	有恶心、无呕吐	恶心、呕吐，但不需胃肠减压或 250 mL ≤ 胃残余量 ≤ 500 mL	呕吐且需胃肠减压或胃残余量 ≥ 500 mL
腹泻	无	稀便 ≥ 3 次 /d 且 250 mL ≤ 大便量 ≤ 500 mL	稀便 ≥ 3 次 /d 且 500 mL ≤ 大便量 ≤ 1500 mL	稀便 ≥ 3 次 /d 且大便量 ≥ 1500 mL

注：评分为 0 ～ 2 分者继续肠内营养，维持原速度，对症治疗；评分 3 ～ 4 分者继续肠内营养，减慢速度，2 h 后重新评估；评分 ≥ 5 分者暂停肠内营养，重新评估或更换输入途径

【评估时机】

每 4 h 对误吸高风险的重症患者进行胃残余量监测（GRV）。

【评估内容】

1. 患者喂养不耐受风险。

2. 喂养不耐受高危因素：呕吐、高胃残余量、腹泻、胃肠出血、腹内压。

【管理目标】

1. 早期识别肠内营养不耐受的患者。

2. 对肠内营养不耐受患者营养方案进行调整，达到喂养目标。

【注意事项】

1. 由于危重患者的个体差异性较大，不同病种患者胃肠功能受损程度不同、对肠内营养的耐受性差异很大，尤其是昏迷或深镇静的重症患者。

2. 当患者连续 2 次监测 GRV > 250 mL 或 GRV 监测值超过前 2 h 喂养量的 50% 时，即可视为高水平的 GRV；高 GRV 是上消化道喂养不耐受的早期标志。

3. 将患者的肠鸣音情况、是否有呕吐或者反流、是否腹泻、是否有肠扩张、是否有 GRV 增加，以及实施肠内营养 2 ～ 3 d 后是否达到目标量等作为判断患者肠内营养是否耐受性的指标。

十二、误吸评估技术

【定义】

误吸：在吞咽过程中有数量不等的食物、分泌物、血液等进入声门以下的呼吸道和肺组织的过程，分为显性误吸和隐形误吸。

吞咽障碍：因下颌、双唇、舌、软腭、咽喉、食管等器官结构和（或）功能受损而不能安全、有效地把食物输送到胃内的过程。

【目的】

1. 早期识别具有高风险误吸的患者。

2. 针对误吸的风险因素，与医生、康复小组、家属沟通，共同制定预防措施。

【评估原则】

1. 应选择合适的评估工具进行评估：危重患者使用 ICU 患者误吸风险评估量表；机械通气患者使用 ICU 机械通气患者误吸风险评估量表。

2. 评估应贯穿治疗的全过程。

【误吸评估工具】

1. 重症患者早期肠内营养误吸风险评估表（表 10-12）。

表 10-12　重症患者早期肠内营养误吸风险评估表

一级指标	二级指标	三级指标	风险性赋分值	一级指标	二级指标	三级指标	风险性赋分值/分
自身因素	年（岁）	＜ 55	0	气道管理	进食量（mL/h）	泵入＞ 150	1
		55 ～ 70	1			注入＞ 200	2
		＞ 70	2		进食时机	翻身拍背后 30 min 内	1
	意识状态	格拉斯哥昏迷评分＞ 12 分	0			吸痰后 30 min 内	2
		格拉斯哥昏迷评分 9 ～ 12	1			纤维支气管镜治疗后 60 min 内	3
		格拉斯哥昏迷评分≤ 8 分	2		胃残余量（mL）	＜ 100	0
	基础疾病	老年性痴呆	1			100 ～ 200	1

续表

一级指标	二级指标	三级指标	风险性赋分值	一级指标	二级指标	三级指标	风险性赋分值/分
自身因素	基础疾病	严重肺部感染	1	气道管理	胃残余量（mL）	＞200	2
		严重脑外伤	1		鼻饲管置入长度	前额发际到剑突的距离	1
		帕金森	2			前额发际到剑突的距离加 10 cm	0
		脑卒中	3		鼻饲管固定在位	在位	0
		重症肌无力	3			未在位	3
		胃食管反流病	3		通气方式	气管切开	1
	误吸史	曾有过	3			无创通气	2
		无	0			气管插管	3
进食管理	吞咽功能（洼田饮水试验）	Ⅰ级	1	气道管理	气囊压力（cmH$_2$O）	25～30	0
		Ⅱ级	2			＜25 或＞30	1
		≥Ⅲ级	3		口腔状况	清洁、无异味	0
	进食途径	自主进食	2			口中有残存食物	1
		使用辅助器具	1			口腔分泌物较多	1
		鼻胃管	1	药物使用情况	镇静镇痛药	镇静躁动程度评分 3～4 分	1
		鼻肠管	0			镇静躁动程度评分 ＜3 分或＞4 分	2
	鼻饲管喂	营养泵泵入	1	药物使用情况	促胃排空药	使用	0
		注射器注入	2			未使用	1
	进食体位	床头抬高≥30°	0		肌松剂	使用	1
		床头抬高＜30°	2			未使用	0
	进食温度	38～40℃	0				
		＜38℃或＞40℃	1				

注：基础性疾病，可能存在 2 种或以上情况并存，以得分最高项为准进行计分。评估时若该项指标患者没有，则不计分。4 个一级指标，20 个二级指标。分值越大发生误吸的风险越高。

2. ICU 机械通气患者误吸风险评估量表（表 10-13）。

维度	条目	等级	评分 / 分
自身因素	年龄（岁）	< 60	1
		60 ～ 74	2
		> 74	3
	意识状态评分（分）	GCS 评分 < 9	1
		GCS 评分 9 ～ 11	2
		GCS 评分 > 11	3
	基础疾病（种）	1	1
		2	2
		≥ 3	3
	体位	床头抬高 30° ～ 45°	1
		床头抬高 < 30°	2
	气管导管囊压力	25 ～ 30 cmH$_2$O	1
		< 25 cmH$_2$O 或 > 30 cmH$_2$O	2
自身因素	肠内营养途径	鼻肠管	1
		鼻胃管	2
	胃残余量	< 100 mL	1
		100 ～ 150 mL	2
		> 150 mL	3
医源性因素	胃肠减压	实施胃肠减压	1
		未实施胃肠减压	2

维度	条目	等级	评分 / 分
医源性因素	鼻胃管置入长度（cm）	55 ～ 65	1
		> 45 且 < 55	2
	导管移位	未发生导管移位	1
		发生导管移位	2
	镇痛、镇静药物	未使用	1
		使用	2
	镇静程度评分（分）	SAS 评分 3 ～ 4 分	1
		SAS 评分 < 3 或 > 4	2

注：两个维度，12 个条目，总分 12 ～ 28 分，分值越高发生误吸的风险越高。
GCS：格拉斯哥昏迷评分；SAS：镇静 – 躁动量表；1 cmH$_2$O=0.098 kPa

【评估时机】

1. 入院时已存在胃肠道问题或胃活动受限、头颈部或下颌活动受限、肺部疾病、神经功能障碍 / 精神状态改变、口腔结构损伤。

2. 禁食者需口服药物。

3. 过去 24 h 发生恶心、呕吐。

4. 年龄 ≥ 80 岁、插管 ≥ 48 h 的拔管患者。

【评估内容】

1. 患者是否存在误吸风险。

2. 引起误吸的危险风险因素。

【管理目标】

1. 减少患者误吸的风险。

2. 对有误吸风险患者的肠内营养方案进行调整。

【评估流程】

患者误吸风险评估流程如图 10-5 所示。

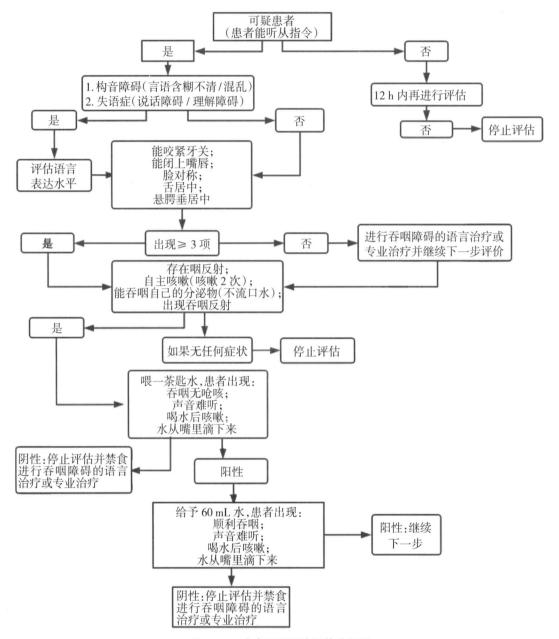

图 10-5　患者误吸风险评估流程图

【注意事项】

1. 疾病因素是住院鼻饲患者并发误吸的独立危险因素，肺部疾病、痴呆、帕金森病、脑卒中等基础疾病是住院鼻饲患者并发误吸的重要因素。

2. 不推荐痴呆患者采取鼻饲喂养，因其会增加患者烦躁和非计划拔管的风险，同时也降低了患者舒适程度。

十三、徒手肌力评估技术

【操作目的】

1. 确定肌力减弱部位与程度。

2. 协助某些神经肌肉疾病的损伤定位诊断。

3. 评价肌力训练的效果。

【禁忌证】

局部炎症、骨折、关节不稳、急性扭伤、局部剧烈疼痛。

【操作清单】

（一）操作前

评估：①患者病情及配合程度；②患者是否存在局部炎症、骨折、关节不稳、急性扭伤、局部剧烈疼痛等禁忌证；③新入院、转入时、病情变化、手术后以及每班交接班时床旁进行评估。

（二）操作中

1. 检查上肢肌力：嘱患者做上肢肢体主动运动，观察其运动的力量和幅度，然后给予一定的阻力，被检查者做对抗运动，判断肌力是否正常，依次检查各关节的运动力量。

屈肘关节：检查肱二头肌力量（支配神经节段 C5）。

伸腕关节：检查腕部肌力量（支配神经节段 C6）。

伸肘关节：检查肱三头肌力量（支配神经节段 C7）。

屈指关节：检查指深屈肌力量（支配神经节段 C8）。

2. 检查下肢肌力：嘱患者做下肢肢体主动运动，观察其运动的力量和幅度，然后给予一定的阻力，被检查者做对抗运动，判断肌力是否正常，依次检查各关节的运动力量。

仰卧位屈髋关节：检查髂腰肌力量（支配神经节段 L2）。

伸膝关节：检查股四头肌力量（支配神经节段 L3）。

背伸踝关节：检查胫前肌力量（支配神经节段 L4）。

背伸踇趾：检查踇长伸肌力量（支配神经节段 L5）。

跖屈踝关节：检查腓肠肌力量（支配神经节段 S1）。

（三）操作后

健康指导与评估：①已经存在肌力问题的患者有动态评估和记录；②脊柱疾病治疗患者及时评估并且准确记录。徒手肌力评定分级见表 10-14。

表 10-14　徒手肌力评定分级（MMT grading）

级别	标准
0	肌肉完全麻痹，触诊肌肉完全无收缩力（完全瘫痪，不能做任何自由运动）
1	肌肉有主动收缩力，但不能带动关节活动（可见肌肉轻微收缩）
2	可以带动关节水平活动，但不能对抗地心引力（肢体能在床上平行移动）
3	能对抗地心引力做主动关节活动，但不能对抗阻力（肢体可以抬离床面）
4	能对抗较大的阻力，但比正常者弱（肢体能做对抗外界阻力的运动）
5	正常肌力（肌力正常，运动自如）

【注意事项】

1. 检查前与患者做好沟通工作，详细说明检查的目的、步骤方法，必要时给予示范，消除患者的紧张感。

2. 选择适合的测试时机，如疲劳、饱餐后不宜进行评估，注意其他肌肉的代偿而影响结果。

3. 测试时采取正确的姿势、肢体位置并充分固定近端肢体，并进行左右对比。

4. 抗阻检查时，如果出现疼痛，在疼痛不严重的情况下可继续完成检查。

5. 对于神经、精神异常患者，徒手肌力检查难以反映真实的肌力力量，不宜采用此法。

第十一章
标本采集技术操作

一、动脉血标本采集技术

【操作目的】

采集动脉血，进行血气分析，判断患者的呼吸功能、血氧饱和度及血液的酸碱度，为治疗提供依据。

【禁忌证】

无绝对禁忌证。有出血倾向的患者，谨慎应用。

【物品准备】

治疗单、动脉血气分析化验条码、脉枕、0.5% 碘附、棉签、专用动脉采血针、一次性治疗巾、弯盘、PDA。

【操作清单】

（一）操作前

评估：①患者的凝血功能；②患者穿刺部位皮肤及动脉搏动情况；③桡动脉穿刺行 Allen's 试验评估侧支循环；④用物有效期、设备性能。

（二）操作中

1. 洗手，戴口罩。

2. 采用反问式查对的方法再次核对患者，PDA 扫腕带及化验单条码，确认化验条码信息与患者信息一致。

3. 体位准备：协助患者取舒适卧位，暴露采血部位（可选择足背动脉、桡动脉、肱动脉、股动脉等，儿童首选桡动脉）。

4. 垫脉枕及一次性治疗巾于穿刺部位下，正确摆放穿刺部位体位。

5. 常规消毒皮肤，直径 ≥ 8 cm（新生儿桡动脉穿刺采血建议皮肤消毒面积为手掌面积），同时消毒操作者左手食指和中指或戴无菌手套。

6. 取一根干棉签夹在左手小拇指和无名指上，再次核对患者信息及化验条码信息。

7. 采血：取出并检查动脉血气针，活塞拉至所需的血量刻度，血气针筒自动形成吸引等量血液的负压。用左手食指和中指触及动脉搏动最明显处并固定动脉于两指之间，右手持注射器在两指间垂直刺入或与动脉走向呈一定角度刺入动脉，见有鲜红色回血，固定血气针，血气针自动抽吸所需血量。

8. 采血毕，迅速拔出针头，立即密封针头（可将针头插入软木塞或橡胶塞），隔绝空气，轻轻搓动注射器使血液与肝素混匀。左手用棉签在穿刺点上方按压 5 ～ 10 min，必要时用沙袋压迫止血。

9. 再次核对，标本核对无误后，贴化验条码于一次性注射器或采血针上，立即送检（尽量避免带针运送，若带针则将标本置于带卡扣的透明胶盒后送检）。

（三）操作后

健康指导与评估：①告知患者正确按压穿刺点，并保持穿刺点清洁、干燥；②观察患者穿刺部位按压情况（有无发绀、血肿、感染等）；③告知患者及家属注意事项。

【注意事项】

1. 严格执行查对制度及无菌操作技术原则。

2. 患者穿刺部位应当压迫止血至不出血为止。压迫穿刺点的力度要适中，应做到伤口既不渗血，动脉血流又保持通畅；压迫时以指腹仍有动脉搏动为宜。

3. 避免在同一部位重复穿刺，穿刺后的肢体避免过早活动，以防止假性动脉瘤、血栓、出血等并发症。

4. Allen's 试验阳性者禁止桡动脉穿刺：受检者握紧拳头，检查者同时紧压其腕部的桡动脉、尺动脉，并嘱受检者松开拳头，其手掌部由于血供被阻断变得苍白，然后继续压迫桡动脉，松开尺动脉恢复其血液供应，这时手掌如迅速（15 s 内）恢复红润，说明受检者的桡动脉、尺动脉间有完好的侧支循环，为 Allen's 试验阴性；反之，则该试验为阳性。

5. 若患者饮热水、洗澡、运动，需休息 30 min 后再取血，避免影响检查结果。

6. 做血气分析时注射器内勿有空气。

7. 标本应当立即送检，以免影响结果。

8. 有出血倾向者慎用动脉穿刺法采集动脉血标本。

二、静脉血标本（血培养）采集技术

【操作目的】

检测血液中的病原菌，以了解病情，协助临床诊断和治疗。

【禁忌证】

无绝对禁忌证。

【物品准备】

核对并贴好条码的血培养基、注射器／采血针、治疗盘、一次性垫巾、75% 乙醇、0.5% 碘附、棉签、止血带、胶布、无菌手套、PDA 等。

【操作清单】

（一）操作前

评估：①患者病情、治疗情况、意识状态、肢体活动能力；②穿刺部位的皮肤及血管状况；③用物有效期。

（二）操作中

1. 洗手，戴口罩。

2. 采用反问式的方法再次核对患者身份信息，PDA 扫腕带，扫血条码。

3. 取舒适卧位，选择合适的静脉，置一次性垫巾于穿刺部位下。

4. 洗手，戴手套。

5. 打开瓶盖使用 75% 乙醇消毒培养瓶橡皮塞，自然干燥 60 s。

6. 皮肤穿刺点消毒，直径不少于 5 cm；先 75% 乙醇，从穿刺点向外圈消毒皮肤，待干 30 s 以上；同法 0.5% 碘附进行消毒，待干。

7. 再次核对患者信息与条码。

8. 系止血带采血：穿刺，见回血，固定针柄，将采血针另一端刺入真空管，保证真空管竖立，精确采血量。

9. 拔针、按压：采血毕，松止血带，先拔真空管，后迅速拔出针头，按压局部 3～5 min。

10. 将血培养瓶及时颠倒混匀 3～5 次，避免血液凝固。

11. 在对侧肢体再次进行上述步骤采血。

（三）操作后

1. 再次核对血条码、患者信息、标本无误及时打包送检。

2. 健康指导与评估：①指导患者正确按压穿刺点；②观察患者穿刺部位皮肤有无出血、血肿等情况。

【注意事项】

1. 严格执行查对制度及无菌技术操作原则。

2. 物品准备：将条形码贴在指定位置，勿遮挡刻度及血培养基原有条码。

3. 采血时机：寒战或发热初起采集。抗菌药物应用之前采集最佳。为提高阳性率，推荐双侧双瓶。

4. 采血部位：输液患者采血应避免在输液的同侧上肢或下肢采血，输液患者在不能停输的情况下，静脉采血一定要注意远端原则，严禁在正在进行输液或输血治疗的肢体采血。

5. 采血操作：采血部位皮肤必须干燥，扎止血带不可过紧、压迫静脉时间不超过40 s 为宜。注射器采血时避免特别用力抽吸和推注。当采血不顺利时，切忌在同一处反复穿刺。采血后立即轻轻颠倒混匀。

6. 采集方法：血培养宜单独采血，与其他检测项目同时采血，应先接种血培养瓶。做血培养时，注射器无菌穿刺采集血液，勿换针头，若采血量充足，先注入厌氧瓶，再注入需氧瓶；采血针采集的血液反之。若采血量不足，优先注入需氧瓶。普通细菌培养：儿童及成人推荐的采血量见表 11-1。

表 11-1　儿童及成人推荐的采血量

患者体重 /kg	每套培养血液体积 /mL
＜ 8	1
8 ～ 14	3
14 ～ 27	5
27 ～ 41	10
41 ～ 54	15
＞ 54	20

7. 仅在评估导管相关性血流感染时采集导管血。经外周穿刺的中心静脉导管采取血培养标本时，每次至少采集 2 套血培养，其中一套从独立外周静脉采血，另外一套从导管采集。两套血培养采集时间必须接近（≤ 5 min）。

8. 按压时间：高血压、出血异常或正在采取抗凝治疗等的患者需要按压 5 min 以上，凝血功能障碍患者拔针后按压延长至 10 min。

9. 及时送检标本。血培养应在 2 h 之内送检，若不能及时送，血培养瓶置于室温下，勿冷藏或冷冻。

三、尿标本（尿培养）采集技术

【操作目的】

用于细菌培养或细菌敏感试验，以了解病情，协助临床诊断和治疗。

【禁忌证】

女性月经期不宜留取。

【物品准备】

无菌标本试管 1 个、无菌手套 1 副、一次性无菌治疗碗 1 个、无菌大棉签若干、0.5%碘附、屏风、必要时备导尿包。

【操作清单】

（一）操作前

评估：①患者膀胱充盈度、会阴皮肤黏膜；②患者配合程度；③用物有效期。

（二）操作中

1.使用检查腕带、反问式查对的方法再次核对患者身份信息。

2.隐私保护：关门窗，拉围帘，必要时使用屏风。

3.协作患者取坐位或平卧位。

4.手卫生，戴口罩、无菌手套。

5.中段尿留取法：用清水清洗尿道口和外阴部，再用 0.5% 碘附擦拭尿道口后用无菌生理盐水冲洗，在连续排尿的过程中，接中段尿 5～10 mL 于一次性无菌标本试管内。

6.导尿术留取法：按导尿术要求分别清洗、消毒外阴、尿道口，插入尿管，见尿后弃去前段尿液，接中段尿 5～10 mL 于一次性无菌标本试管内送检。

7.留置导尿管术留取法：夹闭尿管半小时，消毒尿管末端接引流袋处，用 10 mL 注射器斜刺入导尿管抽取 10 mL 尿液弃去，重新消毒，另用一个新注射器再次抽取 10 mL 尿液，注入无菌标本试管内送检。

（三）操作后

健康指导与评估：①留取尿培养后立即盖好试管盖，不能再擅自打开，以免被污染；②标本留取后 2 h 内完成送检。

【注意事项】

1.女性月经期不宜留取。

2.会阴部分泌过多时，应先清洗或冲洗再留取。

3.应注意无菌操作，防止标本污染，影响检查结果。

四、人工气道患者痰培养标本采集技术

【操作目的】

1.采集患者痰标本进行临床检验，为诊断和治疗提供依据。

2.检查痰液中的致病菌，为选择抗生素提供依据。

【禁忌证】

无禁忌证。

【物品准备】

核对好的痰培养条码、一次性集痰器、医用手套、听诊器、可控式吸痰管、生理盐水、纱布、手电筒、PDA、抢救药品及用物等。

【操作清单】

（一）操作前

评估：①患者病情、配合程度；②气管插管位置和固定情况；③呼吸机参数设置；④用物有效期、设备性能。

（二）操作中

1. 洗手，戴口罩。

2. 采用反问式查对的方法再次核对患者，PDA 扫腕带，扫痰培养条码备用。

3. 听诊患者双肺呼吸音，必要时行翻身叩背排痰。

4. 将呼吸机氧浓度调高，给予患者高浓度氧或纯氧 2 min。

5. 接负压吸引器电源或者中心负压吸引装置，调节压力成人 150 ～ 200 mmHg（0.02 ～ 0.027 MPa）；小儿不宜超过 100 mmHg（0.013 MPa）。

6. 再次洗手，于患者下颌部及胸前铺无菌治疗巾，戴无菌手套，协助者撕开痰液收集器外包装前端，操作者将吸痰收集器上的吸痰管抽出并盘绕在右手中，末端请旁人连接负压装置并检查压力大小。

7. 协助者分离人工气道与呼吸机双旋延长管，操作者左手的食指和中指夹住并固定气管导管，右手迅速沿人工气道插入吸痰管，吸痰管遇阻力略上提后加负压，边捻转边吸引边上提，吸痰过程中应当观察患者痰液情况、SPO$_2$、生命体征变化情况。

8. 气道吸引结束后，协助者立即将人工气道接呼吸机通气，将呼吸机氧浓度调高，给予患者高浓度氧或纯氧 2 min，操作者迅速将痰液收集器上连接吸痰管的盖子取下，随即将痰液收集器底部的盖子取下盖于痰液收集器的瓶口处。

9. 口腔如需吸痰应重新更换吸痰管再吸，冲洗吸痰管和负压吸引管，关闭负压。

（三）操作后

1. 痰培养条码贴于标本上，再次核对患者信息、标本无误及时打包送检。

2. 健康指导与评估：①观察气管插管位置和固定情况；②观察痰液的性质，并记录；③观察患者生命体征、血氧饱和度及呼吸机运转情况。

【注意事项】

1. 严格执行查对制度及无菌技术操作原则。

2. 痰培养收集时机：最好在患者使用抗菌药物前留取人工气道深处标本。必要时协助医生经纤维支气管镜吸痰留取痰标本。

3. 选择合适型号的痰液收集器，儿童与成人吸痰管外径不能超过气管导管内径的 1/2，有侧孔的吸痰管吸痰效果优于无侧孔的。

4. 吸痰管插入时不可给予负压，吸痰时动作应轻柔、准确、快速，每次吸痰时间不超过 15 s。

5. 加强气道的湿化，利于痰液的引流。注意吸痰管插入是否顺利，遇到阻力应分析原因，不可粗暴盲插。

6. 吸痰时负压不可过大，一般调节压力成人 150 ～ 200 mmHg 或 0.02 ～ 0.027 MPa；小儿 100 ～ 150 mmHg 或 0.013 ～ 0.02 MPa，进吸痰管时不可给予负压，以免损伤气道。

7. 掌握适宜的吸痰时间。吸痰过程中应当密切观察患者痰液性状、颜色、量、生命体征、SPO_2、面色等病情变化，如有明显改变时，应当立即停止吸痰，立即接呼吸机通气并给予高浓度氧气或纯氧吸入，待生命体征平稳后再吸引，同时应重视声门下吸引以减少 VAP 的发生。

8. 查痰培养及肿瘤细胞应立即送检。

五、鼻、咽拭子采集技术

【操作目的】

1. 采集口咽部、扁桃体分泌物，用于细菌、病毒检测。

2. 采集鼻咽部的分泌物，用于细菌、病毒检测。

【禁忌证】

1. 重度过敏性鼻炎、鼻窦炎或有鼻腔肿物。

2. 鼻腔内畸形。

3. 近期内有鼻腔出血症状者。

4. 鼻腔术后 3 个月内。

【物品准备】

治疗车、医嘱单、化验条码、无菌鼻咽拭子、病毒保存管、免洗手消毒剂、75% 乙醇、标本架、标本转运箱、必要时备压舌板、手电筒。

【操作清单】

（一）操作前

1. 准备：①护士严格按二级防护；②独立采样空间，通风良好。

2. 评估：①患者病情、诊断及流行病学史、配合程度；②采集标本前查看患者口鼻黏膜有无溃疡、糜烂、鼻中隔有无偏曲、呼吸功能等情况；③用物有效期。

（二）操作中

1. 核对医嘱及申请项目检验标签。

2. 使用检查腕带、反问式查对核对患者信息，将检验标签粘贴于病毒保存管。

3. 口咽拭子采集：①嘱患者头后仰，张大嘴，充分暴露两侧咽扁桃体（对合作困难者必要时用压舌板固定舌头）；②将拭子越过舌根，在患者两侧咽扁桃体稍微用力来回擦拭至少 3 次，然后在咽后壁上下擦拭至少 3 次；③取出拭子，将拭子头垂直放入病毒保存液中，弃掉尾部。

4. 鼻咽拭子采集：①嘱患者头后仰（约 70°），保持不动；②一手稳住患者头部，一手持拭子；③自鼻孔垂直面部方向插入，沿下鼻道的底部向后缓慢深入，待拭子顶端到达鼻咽部直至遇到阻力，轻轻旋转 1 周；④取出拭子，将鼻拭子头垂直放入病毒保存管中，弃掉尾部；⑤旋紧管盖。

5. 将标本放入密封袋中，再次核对患者信息及标本。

6. 协助患者取舒适体位。

7. 将密封的标本放置生物安全标本转运箱内，清洁消毒标本转运箱。

（三）操作后

1. 按要求正确处理标本：标本采集完毕后应尽快送检，不宜超过 2 h，做好标本转运交接与登记。

2. 按照流程脱防护用品，做好共用物品消毒。

3. 处理医疗垃圾。

【注意事项】

1. 采集标本的区域应具备良好的通风条件。

2. 标本采集过程中，取出咽拭子时要避免触及舌头、悬垂体、口腔黏膜和唾液。

3. 折断标本时，勿将手触及拭子的污染部位，以免影响检测结果。

4. 标本采集完成后，务必旋紧管盖，以免发生标本泄露。

5. 标本尽快送检，室温放置不超过 4 h，应在 2 h 内送达实验室。

六、肛拭子采集技术

【操作目的】

采集肛门分泌物，用于细菌、病毒检测。

【禁忌证】

肛门糜烂、溃疡、脓肿。

【物品准备】

治疗车、检验条码、一次性无菌肛拭子、病毒保存管、免洗手消毒剂、75% 乙醇、标本架、标本转运箱，必要时备纸巾。

【操作清单】

（一）操作前

1. 准备：①护士严格按二级防护；②独立采样空间，私密性良好。

2. 评估：①患者的身体状况、诊断及流行病学史；②询问患者有无肛门糜烂、溃疡、脓肿等情况；③用物有效期。

（二）操作中

1. 核对医嘱及申请项目检验标签。

2. 使用检查腕带、反问式查对核对患者信息，检验标签粘贴于病毒保存管。

3. 协助患者取侧卧位或膝胸位，双手与臀部略分开，暴露肛门。

4. 取一次性无菌肛拭子，用无菌生理盐水或采样管内的病毒保存液润湿拭子头，在管壁挤掉多余水分后，轻轻插入肛门 3～5 cm，旋转 3～5 圈后取出。

5. 取出拭子，将拭子头垂直放入病毒保存管中，弃掉尾部，旋紧管盖。

6. 将标本放入密封袋中，再次核对患者信息及标本。

（三）操作后

1. 按要求正确处理标本：标本采集完毕后应尽快送检，不宜超过 2h，做好标本转运交接与登记。

2. 按照流程脱防护用品，做好物品消毒。

【注意事项】

1. 采集标本区域应该私密性良好。

2. 观察肛门是否糜烂、溃疡、脓肿，如有以上情况禁止做肛拭子采集。

3. 采集肛拭子时，手不可触碰拭子前端，以免影响检测结果，采集过程中嘱咐患者深呼吸，放松肌肉。

4. 标本采集完成后旋紧管盖，尽快送检，室温应在 2 h 内送达实验室。

七、床边快速血糖检测技术

【操作目的】

1. 了解患者血糖波动情况，为治疗用药提供依据。

2. 评估生活事件（饮食、运动、情绪及应激等）以及疾病、药物对血糖的影响。

3. 评价降糖治疗效果，预防糖尿病并发症的发生与发展。

【禁忌证】

水肿或感染的部位不宜采血。

【物品准备】

75% 乙醇、血糖仪、血糖试纸、采血针、棉签、弯盘、治疗盘、锐器盒、医用垃圾桶、速干手消毒液。

【操作清单】

（一）操作前

评估：①患者病情及配合程度；②患者手指末梢皮肤情况；③血糖仪性能；④血糖试纸的有效期。

（二）操作中

1. 使用检查腕带、反问式查对的方式核对患者信息。

2. 扫描式血糖仪点击"扫码"进入患者测量界面，普通血糖仪再次核对患者信息。

3. 查看血糖仪试纸代码与血糖试纸型号是否一致，插入试纸。

4. 指导患者手臂下垂 5 ～ 10 s。

5. 75% 乙醇消毒指尖，待干。

6. 选择手指指腹两侧任·部位（避开指腹神经末梢丰富部位，减轻疼痛），将采血针紧紧压住采血部位，按下采血。采血时，注意交替轮换采血的部位，不要长期刺扎一个地方，以免形成瘢痕；不要挤压出血点局部，以防组织液析出。

7. 用试纸吸取血液，测试时建议一次性吸取足量的血样量，不可 2 次加样。

8. 读值，记录。

（三）操作后

健康指导与评估：①告知患者血糖值，低血糖指导患者进食 15 g 碳水化合物；②告知患者及家属按压采血部位 1 ～ 2 min。

【注意事项】

1. 同一医疗单元原则上应当选用同一型号的血糖仪，避免不同血糖仪带来的检测结果偏差。

2. 每天血糖检测前都应当在每台仪器上先进行质控品检测，通常包括高、低两种浓度。

3. 采血部位通常采用指尖、足跟两侧等末梢毛细血管全血，水肿或感染的部位不宜采血。

4. 皮肤穿刺后，弃去第 1 滴血液，将第 2 滴血液置于试纸上指定区域。严禁挤压穿刺部位，避免组织液析出影响测量结果。

5. 严格按照仪器制造商提供的操作说明书要求和操作规程（SOP）进行检测。

6. 出现血糖异常结果时应当采取以下措施：重复检测 1 次；采取不同的干预措施；必要时复检静脉生化血糖。

第十二章

血管通路管理技术操作

一、CVC 导管置管护理配合技术

【操作目的】

1. 快速补液扩容。

2. 应用于危重症患者的血流动力学监测、长期静脉营养、血液净化、化疗、自体干细胞移植等。

3. 应用于不适应进行外周输注的药物治疗。

4. 外周静脉穿刺困难。

【禁忌证】

1. 同侧颈内置管和起搏导线置管。

2. 广泛上腔静脉系统血栓形成。

3. 同侧动脉、静脉造瘘管。

4. 穿刺局部有感染、蜂窝组织炎。

5. 上腔静脉压迫综合征。

【用物准备】

中心静脉导管（单腔、双腔或 3 腔）1 套、无菌导管穿刺包 1 套或缝合包 1 个、无菌隔离衣、无菌手套 2 副、无菌纱布 1 包、2% 利多卡因 1 支、20 mL 及 5 mL 注射器各 1 个、透明贴膜 1 个、生理盐水 250 mL、肝素 1 支、输液物品、0.5% 碘附（或 2% 氯己定乙醇溶液）等。

【操作清单】

（一）操作前

评估：①患者血管条件（穿刺部位、血管情况）；②患者配合程度；③用物有效期。

（二）操作中

1. 洗手，戴口罩。

2. 使用检查腕带、反问式查对的方法核对患者身份信息。

3. 根据选择的穿刺静脉，为患者采取不同的体位。

4. 体位选择：①锁骨下静脉。患者取平卧位，将枕头除去，穿刺侧肩膀垫高，面部转向对侧。②右侧颈内静脉。患者去枕平卧，将头向左侧转 45°，若颈部较短者，颈部垫高使头后仰并固定患者的头部。③股静脉。患者取仰卧位，穿刺下肢伸直稍向外展，使用薄枕将臀部垫起协助术者定位。

5. 打开导管包，将生理盐水、0.5% 碘附（或 2% 氯己定乙醇溶液）倒入导管盒或无菌治疗碗内；协助术者消毒皮肤、抽取局麻药，并作局部麻醉。

6. 在置管配合过程中，必须严格执行无菌操作，密切观察患者生命体征，如有异常及时报告并给予相应措施。

7. 术毕，在穿刺部位粘贴贴膜，对导管进行有效固定。

8. 连接输液通路。

（三）操作后

1. 在贴膜上注明维护人员姓名、日期、时间和导管置入刻度；在护理记录单记录穿刺部位情况（有无红肿、分泌物）。

2. 健康指导与评估：①观察穿刺部位，有无渗血、肿胀及局部血液循环障碍；②告知患者及家属注意事项，防止导管感染和滑脱。

【注意事项】

1. 严格无菌操作，预防导管相关感染。

2. 记录导管置入刻度，妥善固定导管，防止脱出。

3. 保持导管通畅，如果液体滴速明显减慢，应检查导管有无打折、移动、脱出或凝血。

4. 严密观察局部情况，及时发现并发症，积极处理。

5. 穿刺点局部定期换药，可疑导管相关感染时应尽早拔除，并遵医嘱留取血培养以及导管尖端培养。

二、CVC 导管维护技术

【操作目的】

1. 识别导管的功能状态，及时发现并发症。

2. 保持导管的无菌状态。

【维护时机】

1. 使用透明敷料时常规每 5 ～ 7 d 维护 1 次，使用纱布敷料每 2 d 更换 1 次。

2. 穿刺局部出现红肿痛等不适，出现松散、浸湿、污染等情况应及时更换敷料。

3. 输液接头出现破损、污染、取下或内有血迹时应更换。

【物品准备】

1. 治疗盘内：10 cm×12 cm 透明敷料 1 张、清洁治疗巾 1 块、10 mL 预冲式导管冲洗器（或生理盐水 1 袋 +20 mL 注射器 1 个）1 个、输液接头 1 个。

2. 一次性维护包 1 个：无菌手套 1 双、弯盘 1 个、75% 乙醇棉球 1 包、0.5% 活力碘（或 2% 氯己定乙醇溶液）棉球 1 包、镊子 2 把、纱布 2 块、条形胶布 3 条。

【操作清单】

（一）操作前

评估：①患者病情及配合程度；②置管时间、上次维护时间；③导管固定情况；④穿刺局部情况；⑤乙醇过敏史。

（二）操作中

1. 洗手，戴口罩。

2. 使用检查腕带、反问式查对的方法再次核对患者身份信息。

3. 体位准备：协助患者取合适体位，充分暴露穿刺点。

4. 拆除敷料：去除固定胶布，逆导管方向 180° 反折，去除敷料，避免将导管带出。

5. 观察穿刺点及周围皮肤有无红肿痛、渗出物，核对导管的体内长度。

6. 手卫生，检查并打开一次性维护包，备无菌物品（输液接头、透明敷料、10 mL 预充式导管冲洗器或 20 mL 生理盐水注射器）于无菌区。

7. 戴无菌手套。

8. 皮肤消毒：①范围。直径＞ 15 cm。②方法。用 75% 乙醇棉球螺旋向外擦拭消毒皮肤（避开穿刺点至少 0.5 cm）3 遍，自然待干；用 0.5% 碘附（或 2% 氯己定乙醇溶液）棉球以穿刺点为中心螺旋向外无缝隙着力擦拭消毒皮肤及导管 3 遍，自然待干。

9. 接头更换：确认导管处于夹闭状态，无菌纱布包裹取下原有输液接头弃去，用 75% 乙醇棉球（避免棉球过湿致乙醇进入导管内）摩擦消毒导管连接口至少 15 s，待干。

10. 安装新输液接头。

11. 冲封管：接注射器回抽、确认导管通畅，10 mL 预冲式导管冲洗器（或 20 mL 生理盐水注射器）以脉冲冲管正压封管，夹闭导管。

12. 导管固定：再次确认导管无移位、消毒液充分干燥，透明贴膜以穿刺点为中心无张力粘贴，确保导管良好固定。

13. 妥善固定导管延长管和输液接头，胶带上记录维护时间、导管体内长度及维护者信息。

14. 脱手套，手卫生，处理用物。

（三）操作后

1. 完善导管评估和维护记录。

2. 健康指导与评估：①观察穿刺部位，有无渗血、肿胀及局部血液循环障碍；②告知患者及家属带管期间的日常管理要点。

【注意事项】

1. 严格遵守无菌操作原则。

2. 每日评估导管留置的必要性，治疗不再需要、并发症处理不佳时将其移除。

3. 操作时应固定好导管，避免将其拽出。

4. 乙醇避免接触穿刺点和导管，以免引起化学性静脉炎和导管老化。

5. 冲管时遇有阻力或未抽到回血，不可用暴力冲管。

6. 除输液、冲封管外，导管应确保处于夹闭状态，以防发生空气栓塞。

7. 妥善固定导管，避免受压、打折和牵拉。

三、超声引导 PICC 置管技术

【操作目的】

1. 为患者提供中、长期的静脉治疗血管通路，防止药物渗漏，确保用药安全。

2. 减少患者反复静脉穿刺的痛苦。

【禁忌证】

1. 已知或怀疑患者对导管所含成分过敏者禁忌置管。

2. 患有上腔静脉压迫综合征的患者不宜进行置管。

3. 接受乳腺癌根治术或腋下淋巴结清扫的术侧肢体、锁骨下淋巴结肿大或有肿块侧、安装起搏器侧不宜进行同侧置管。

4. 有血栓史、血管手术史、血管畸形的静脉及放疗部位不宜进行置管。

【物品准备】

1. 血管超声引导系统 1 台、超声导引套件。

2. PICC 导管套件 1 个（含塞丁格穿刺套件）、PICC 穿刺包 1 个。

3. 生理盐水 100 mL 1 袋、2% 利多卡因 1 支、20 mL 注射器 2 支、1mL 注射器 1 支、无针输液接头 1 个。

4. 弹力绷带，≥ 0.5% 葡萄糖酸氯己定乙醇溶液（年龄 < 2 个月的婴儿慎用）或 0.5% 碘附和 75% 的乙醇。

【操作清单】

（一）操作前

1. 核对置管医嘱和患者身份信息，解释沟通，签署知情同意书。

2. 患者评估：①病情与身体状况。意识状态、理解能力和合作程度，血液指标、皮肤状况、过敏史、置管史等。②药物治疗方案。③静脉条件。

3. 穿刺部位评估：宜选择肘部或上臂静脉作为穿刺部位，避开肘窝、感染及有损伤的部位；新生儿还可选择下肢静脉、头部静脉和颈部静脉；避免在有触痛、感染、开放性损伤、疤痕和硬结的区域及有静脉瓣的位置穿刺；避开有放射治疗史、淋巴结清扫术、淋巴水肿、肿瘤压迫的穿刺侧肢体。

（二）操作中

1. 再次核对患者身份信息。

2. 协助患者摆好体位（手臂外展与躯干成 45°～90°），暴露穿刺部位，测量臂围和预置管长度。

3. 手卫生，戴口罩。

4. 打开 PICC 穿刺包，戴无菌手套，以穿刺点为中心消毒预置管处皮肤至少 2 遍（或遵照消毒液使用说明书），消毒直径 ≥ 20 cm，并充分待干。

5. 铺无菌治疗巾于患者手臂下，放置无菌止血带于合适部位。

6. 更换手套，穿无菌手术衣。

7. 铺大治疗单、孔巾，建立最大化无菌屏障。

8. 备生理盐水、2% 利多卡因，检查并预冲导管及附件，助手协助套取超声探头。

9. 在穿刺点上方扎止血带，嘱患者握拳。

10. 穿刺部位涂抹无菌耦合剂，持无菌探头垂直放于血管上方，主力手持穿刺针进针，见回血后移开探头。

11. 一手固定穿刺针，另一手沿穿刺针内送入导丝，随即降低穿刺针角度，松止血带、松拳，继续递送导丝，直至外露长度为 15 cm 时停止进导丝，撤出穿刺针，纱布按压穿刺点。

12. 用 2% 利多卡因进行穿刺点局部浸润麻醉。

13. 使用扩皮刀沿导丝上方扩皮切开 0.2～0.3 cm（视患者胖瘦及皮肤松弛情况而定），以扩大穿刺部位（注意不能切割导丝）。

14. 沿导丝置入血管鞘，分离扩张器与导丝一同撤出（检查导丝的完整性）。

15. 将导管从血管鞘内缓慢匀速送入，送至 15～20 cm 处时嘱患者头转向置管侧，下颌靠近胸部，送至预置长度后撤出血管鞘，导管回抽见血。

16. 超声探查置管侧静脉，以排除导管误入颈内静脉。

17. 固定导管，缓慢、平直撤出导管内导丝（检查导丝完整性）。

18. 清洁导管上血渍，复核置管长度，修剪导管。

19. 安装减压套筒等装置，抽回血，确认导管位于静脉管腔内。

20. 脉冲冲管、正压封管，安装输液接头。

21. 撤孔巾，清理局部血渍，放置小方纱，选用透明或纱布类无菌敷料固定导管，根据情况使用弹力绷带加压止血。

22.X 线片确定导管尖端位置。

（三）操作后

1. 记录穿刺静脉、穿刺日期、导管刻度、导管尖端位置等，测量双侧上臂臂围并与置管前对照。

2. 健康指导与评估：①带管期间的自我观察要点和日常生活注意事项；②置管肢体功能锻炼方法；③静脉导管定期维护。

【注意事项】

1. PICC 置管操作应由经过 PICC 专业知识与技能培训、考核合格且有 5 年及以上临床工作经验的操作者完成，动作轻柔、娴熟，减少因操作不当增加并发症风险。

2. 严格执行无菌技术操作规程，遵守最大无菌屏障要求，戴工作圆帽、医用外科口罩，执行手卫生并戴无菌手套、穿无菌手术衣、铺覆盖患者全身的大无菌单。置管过程中手套污染或破损时应立即更换。置管操作辅助人员应戴工作圆帽、医用外科口罩、执行手卫生。

3. 消毒液须充分待干后方可进行穿刺。

4. 患者若出现穿刺侧肢体疼痛、局部红肿、渗血渗液、接头脱落、导管折断及发热等异常情况应及时到医院就诊。

四、PICC 导管（三向瓣膜式）维护技术

【操作目的】

1. 识别导管功能状态，及时发现并发症。

2. 保持导管的无菌状态。

【维护时机】

1. 定期更换置管穿刺点覆盖的敷料，更换间隔时间：PICC 置管 24 h 后更换敷料一次；后期维护无菌透明敷料应至少每 7 d 更换 1 次，无菌纱布敷料应至少每 2 d 更换 1 次；穿刺部位发生渗液、渗血时应及时更换敷料，敷料发生松动、污染等完整性受损时应立即更换。

2. 输液接头应至少每 7 d 更换 1 次，出现破损、污染、取下或内有血液残留时应立即

更换。

3. 治疗间歇期，应至少每 7 d 进行冲封管 1 次。

【物品准备】

1. 治疗盘内：10 cm×12 cm 透明敷料 1 张、清洁治疗巾 1 块、≥ 10 mL 一次性专用冲洗装置（或生理盐水 1 袋、30 mL 注射器 1 个，必要时备肝素盐水）1 个、输液接头 1 个。

2. 一次性维护包 1 个：无菌手套 1 双、弯盘 2 个、75% 乙醇棉球 1 包、≥ 0.5% 葡萄糖酸氯己定乙醇溶液（年龄 < 2 个月的婴儿慎用）或 0.5% 的碘附棉球 1 包、镊子 2 把、纱布 2 块、条形胶布 3 条。

【操作清单】

（一）操作前

评估：①患者身体状况。意识状态、自理能力、合作程度、过敏史等。②导管情况。留置时间、维护间隔，有无脱出、打折等。③穿刺局部情况。有无红、肿、热、痛等炎症表现，臂围有无变化，是否存在感染、血栓、外渗 / 渗出等并发症或者并发症史。④检查用物有效期及外包装。

（二）操作中

1. 洗手，戴口罩。

2. 核对患者身份信息。

3. 选择合适的体位，充分暴露置管部位，置管侧臂下垫清洁治疗巾。

4. 测量患者臂围并记录，观察导管外固定状况（敷料有无松脱、导管有无移动）。

5. 手卫生。

6. 拆除敷料：①去除透明敷料外的固定胶布；②逆导管方向去除敷料，避免将导管带出。

7. 查看导管刻度及穿刺局部情况。

8. 手卫生，检查并打开 PICC 维护包。

9. 备无菌物品（输液接头、透明敷料、冲洗装置或生理盐水注射器）于无菌区。

10. 戴无菌手套。

11. 取无菌治疗巾垫于患者置管侧臂下。

12. 皮肤消毒：①范围。大于敷料覆盖的范围。②方法。用 75% 乙醇和 ≥ 0.5% 葡萄糖酸氯己定乙醇溶液（或 0.5% 的碘附）棉球以穿刺点为中心螺旋向外擦拭消毒皮肤（乙醇棉球消毒时应避开穿刺点至少 0.5 cm），至少消毒两遍或遵循消毒剂使用说明书，并自然待干。

13. 更换接头：无菌纱布包裹取下原有输液接头弃去，用消毒棉球（避免过湿致消毒液进入导管内)用力擦拭消毒导管口的横截面和外围 5 ～ 15 s，并待干。

14. 安装新输液接头。

15. 冲封管：抽回血，用生理盐水脉冲式冲洗导管（"推—停—推"方法），并用导管容积加延长管容积 1.2 倍以上的生理盐水或 10 U/mL 肝素盐水正压封管（直推方法）。

16. 再次核对导管体内长度。

17. 导管固定：消毒液自然待干后用透明敷料以穿刺点为中心，完全覆盖导管部分及连接器，注意无张力粘贴，使敷料、导管、皮肤充分贴合，确保良好固定。

18. 妥善固定导管延长管和输液接头，胶带上记录维护时间、导管长度等信息。

19. 脱手套，手卫生。

（三）操作后

1. 做好维护记录。

2. 健康指导与评估：①患者带管期间的自我观察要点和日常生活注意事项；②置管肢体功能锻炼方法；③静脉导管定期维护。

【注意事项】

1. 严格执行无菌技术操作规程和手卫生规范，遵守无菌非接触技术。维护过程中手套污染或破损时应立即更换。

2. 每日观察穿刺点周围皮肤及敷料的完整性，并评估导管留置的必要性，非治疗需要或并发症处理不佳时将其移除。

3. 操作时应妥善固定好导管，避免将其拽出。

4. 乙醇消毒时避免接触穿刺点和导管，以免进入体内引起化学性静脉炎和造成导管老化。

5. 冲管时若遇到阻力或者抽吸无回血，应进一步确定导管通畅性，不应强行冲洗导管。

6. CT 或者核磁共振等特殊检查时，需提醒操作人员避免从此导管内进行高压注射药物。

7. 妥善放置、固定导管，避免导管受压、打折和牵拉。

8. 指导患者按期维护，若出现穿刺侧肢体疼痛、局部红肿、渗血渗液、接头脱落、导管折断及发热等不适异常情况要及时到医院就诊。

五、输液港维护技术

【操作目的】

1. 识别输液港功能状态，及时发现并发症。

2. 保持导管通畅。

【维护时机】

1. 持续输液时无损伤针应每 7 d 更换 1 次，敷料发生松动、污染等完整性受损时应立即更换。

2. 治疗间歇期至少每 4 周维护 1 次。

【物品准备】

1. 治疗盘内：10 cm×12 cm 透明敷料 1 张、无损伤针 1 个、无菌治疗巾 1 块、≥ 10 mL 一次性专用冲洗装置（或生理盐水 1 袋、≥ 10 mL 注射器）1 个、100 U/mL 肝素盐水 1 袋、输液接头 1 个。

2. 一次性维护包 1 个：无菌手套 1 双、弯盘 2 个、75% 乙醇棉球 1 包、≥ 0.5% 葡萄糖酸氯己定乙醇溶液（年龄 < 2 个月的婴儿慎用）或浓度不低于 0.5% 的碘附棉球 1 包、镊子 2 把、纱布 2 块、条形胶布 3 条。

【操作清单】

（一）操作前

评估：①患者意识状态、自理能力、合作程度、过敏史等；②港体周围皮肤有无红肿、破损、皮疹、渗出等异常情况；③触摸港体有无翻转、与导管是否分离；④植港侧肢体、肩部及颈部有无麻木、酸胀、活动受限等。

（二）操作中

1. 洗手，戴口罩。

2. 核对患者身份信息。

3. 取合适体位：手臂港，植港侧手臂外展90°；胸壁港，平卧位或坐位，头偏向对侧，充分暴露输液港植入部位。

4. 打开维护包：备无菌物品（输液接头、透明敷料、无损伤针、冲洗装置或生理盐水注射器、100 U/mL 肝素盐水注射器）于无菌区内。

5. 戴无菌手套，在穿刺区域铺无菌治疗巾。

6. 皮肤消毒：①大于敷料覆盖的范围。②用 75% 乙醇棉球和 ≥ 0.5% 葡萄糖酸氯己定乙醇溶液（或浓度不低于 0.5% 的碘附）棉球以穿刺点为中心螺旋向外擦拭消毒皮肤，至少消毒两遍或遵循消毒剂使用说明书，自然待干。

7. 穿刺：用非主力手的拇指、食指和中指固定港体；主力手持无损伤针从港体中心垂直插入，有落空感后及时收力。

8. 冲封管：抽回血确认针头在储液槽内，用 ≥ 10 mL 一次性专用冲洗装置（或 ≥ 10 mL 生理盐水注射器）以脉冲式冲管，并用导管容积加延长管容积 1.2 倍以上的 100 U/mL 肝素盐水正压封管，夹闭延长管。

9.若有输液治疗，需进行以下步骤：在无损伤针下垫小方纱布，透明敷料以穿刺点为中心、无张力粘贴；妥善固定导管延长管和输液接头，胶带上记录维护时间等信息；连接输液器进行输液治疗。

10.结束后拔除无损伤针：①拆除固定胶带和敷料，避免将无损伤针直接带出；②脉冲式冲管、正压封管（有输液治疗时）；③固定注射座，嘱患者深吸气，在屏气的同时快速拔出无损伤针，局部按压止血 3～5 min；④消毒穿刺点及周围皮肤待干，用无菌敷料贴于穿刺处 24 h；⑤检查拔出无损伤针的完整性后弃于锐器盒中。

11.脱手套、手卫生，处理用物。

（三）操作后

1.做好维护记录。

2.健康指导与评估：①带管期间的日常生活注意事项；②带管期间的自我观察要点；③静脉导管定期维护。

【注意事项】

1.严格遵守无菌操作规程和手卫生规范，并由经过培训的医务人员操作。

2.穿刺时必须使用专用的无损伤针，不可用头皮针替代。并注意动作轻柔，避免力度过大导致针尖弯曲成倒钩。

3.根据港体放置深度、患者体型、用途等选择适合的无损伤针：如需进行高压注射，须确保输液港为耐高压型并使用耐高压无损伤针；在能满足患者治疗需求的情况下，选择最小规格的无损伤针。

4.使用前应抽回血，确认无损伤针位于储液槽内方可用药。如果遇到阻力或无回血，则应先排除可能导致输液港堵塞的外部因素（如无损伤针头是否未完全进入港体或针头斜面紧贴港壁上等），再通过 X 线或超声等判断输液港堵塞的内部因素（如导管异位、夹闭综合征或血栓形成等）。

5.无损伤针的针头斜面应背离输液港注射座的导管接口处，并妥善固定防止脱出。

6.输液港每次连接输液前应使用消毒液采用机械法、多方位用力擦拭无针输液接头或肝素帽，擦拭时间＞15 s 并待干。

六、中线导管置管（塞丁格穿刺）技术

【操作目的】

1.建立中短期静脉输液通路，防止药物渗漏，确保用药安全。

2.减少患者反复静脉穿刺的痛苦。

【禁忌证】

1.有血栓、高凝状态病史、四肢的静脉血流降低（如麻痹、矫形、神经系统病症）、终末期肾病需要静脉保护的患者。

2.乳腺手术清扫腋窝淋巴结、淋巴水肿的患者。

3.拟穿刺肢体部位有疼痛、感染、血管受损（瘀紫、渗出、静脉炎、硬化等）、计划手术或放疗的患者。

4.患有上腔静脉压迫综合征的患者不宜进行置管。

【物品准备】

1.中线导管套件 1 个（含塞丁格穿刺套件）、PICC 穿刺包 1 个。

2.生理盐水 100 mL 1 袋、2% 利多卡因 1 支、≥ 10 mL 注射器 2 支、1 mL 注射器 1 支、无针输液接头 1 个。

3.弹力绷带，≥ 0.5% 葡萄糖酸氯己定乙醇溶液（年龄 < 2 个月的婴儿慎用）或浓度不低于 0.5% 的碘附和 75% 的乙醇。

4.酌情准备：血管超声引导系统 1 台及超声导引套件。

【操作清单】

（一）操作前

1.核对置管医嘱和患者身份信息，解释沟通，签署知情同意书。

2.患者评估：①病情与身体状况。意识状态、理解能力和合作程度，血液指标、皮肤状况、过敏史、置管史等。②药物治疗方案。③静脉条件。

3.穿刺部位评估：宜选择肘部或上臂静脉作为穿刺部位，避开肘窝、感染及有损伤的部位；新生儿还可选择下肢静脉、头部静脉和颈部静脉；避免在有触痛、感染、开放性损伤、疤痕和硬结的区域及有静脉瓣的位置穿刺；避开有放射治疗史、淋巴结清扫术、淋巴水肿、肿瘤压迫的穿刺侧肢体。

（二）操作中

1.再次核对患者身份信息。

2.协助患者摆好体位（手臂外展与躯干成 45° ～ 90°），暴露穿刺部位，测量臂围及预置管长度。

3.手卫生，戴口罩。

4.打开 PICC 穿刺包，戴无菌手套，以穿刺点为中心消毒预置管处皮肤至少 2 遍（或遵照消毒液使用说明书），消毒直径 ≥ 20 cm，并充分待干。

5.铺无菌治疗巾于患者手臂下，放置无菌止血带于合适部位。

6.更换无菌手套，穿无菌手术衣。

7.铺大治疗单、孔巾，建立最大化无菌屏障。

8.备生理盐水、2% 利多卡因，检查并预冲导管及附件。使用血管超声引导系统置管时由助手协助套好无菌探头罩。

9. 在穿刺点上方扎止血带，嘱患者握拳。

10. 穿刺静脉，见回血后沿穿刺针内送入导丝，随即降低穿刺针角度，松止血带、松拳，继续送导丝直至体外保留 10～15 cm。将穿刺针缓慢撤出，留导丝在血管内。

11. 用 2% 利多卡因进行穿刺点局部浸润麻醉。

12. 使用扩皮刀沿导丝上方扩皮切开 0.2～0.3 cm（视患者胖瘦及皮肤松弛情况而定），以扩大穿刺部位（注意不能切割导丝）。

13. 沿导丝置入导管鞘，分离扩张器与导丝一同撤出（检查导丝的完整性）。

14. 将导管从导管鞘内缓慢匀速送入，送至 15～20 cm 处时嘱患者头转向置管侧，下颌靠近胸部，送至预置长度后撤出导管鞘，导管回抽见血。

15. 固定导管，缓慢、平直撤出导管内导丝（检查导丝完整性）。

16. 抽回血确认导管在血管内，脉冲冲管、正压封管，安装输液接头。

17. 撤孔巾，清理局部血渍、放置小方纱，选用透明或纱布类无菌敷料固定导管，根据情况使用弹力绷带加压止血。

18. X 线片确定导管尖端位置。

（三）操作后

1. 记录穿刺静脉、穿刺日期、导管刻度、导管尖端位置等，测量双侧上臂臂围并与置管前对照。

2. 健康指导与评估：①带管期间的自我观察要点和日常生活注意事项；②置管肢体功能锻炼方法；③静脉导管定期维护。

【注意事项】

1. 置入及维护的医护人员应该接受过中线导管相关静脉治疗理论知识及操作技能培训，且考核合格。操作者动作轻柔、娴熟，减少因操作不当增加并发症风险。

2. 严格执行无菌技术操作规程，遵守最大无菌屏障要求，操作者与辅助者戴工作圆帽、医用外科口罩、执行手卫生，操作者戴无菌手套、穿无菌手术衣、铺覆盖患者全身的大无菌单。置管过程中手套污染或破损时应立即更换。

3. 选择血管超声引导下改良型塞丁格置管技术可增加穿刺成功率。

4. 患者若出现穿刺侧肢体疼痛、局部红肿、渗血渗液、接头脱落、导管折断及发热等异常情况应及时到医院就诊。

5. 避免经中线导管持续输注发疱剂药物；导管尖端未达腋静脉胸段或锁骨下静脉的情况下，不适宜输注胃肠外营养、渗透压大于 900 mOsm/L 的药液。

6. 患者如出现穿刺肢体疼痛、局部红肿、渗血渗液、接头脱落、导管折断及发热等不适要及时到医院就诊。

第十三章
紧急救护技术操作

一、气道异物清除术海姆立克法手法

【操作目的】

气道异物梗阻的现场急救。

【禁忌证】

1. 肝脾肿大的患者。

2. 肋骨骨折。

【物品准备】

弯盘、纱布、手电筒、快速手消毒剂。

【操作清单】

（一）操作前

评估：①环境是否安全；②患者是否有海姆立克征象；③判断患者意识并取得其配合。

（二）操作中

1. 立位腹部冲击法：①抢救者站在患者身后，用两手臂环绕患者的腰部；②一手握空心拳，将拇指侧顶住患者腹部正中线，脐上两横指、剑突下方；③用另一手握住拳头，快速向内、向上挤压冲击患者的腹部；④约每秒 1 次，直至异物排出，检查口腔。如异物已被冲出，迅速用手指从口腔一侧钩出。

2. 仰卧位腹部冲击法：①取平卧，抢救者面对患者，骑跨在患者的髋部；②操作者一手置另一手上，将下面一手的掌根放在胸廓下脐上的腹部，用身体重量，快速冲击患者的腹部，直至异物排出；③检查口腔，如异物已被冲出，迅速用手指从口腔一侧钩出。

3. 自救腹部冲击法：①一手握空心拳，将拇指侧顶住腹部正中线，脐上两横指处；②另一手紧握该拳，快速向内、向上冲击腹部；③如不成功，患者可将上腹部倾压于椅背、桌沿、护栏或其他硬物上，用力冲击腹部，重复动作，直至异物排出。

4. 有意识的 1 岁以上儿童腹部冲击法：操作方法与成人相同。

5. 婴儿救治法：①施救者取坐位或单膝跪地，前臂放于大腿上，将婴儿卧于前臂上，手指张开托住婴儿下颌并固定头部，保持头低位（头部低于躯干），用另一只手的掌根部在婴儿背部肩胛区用力叩击 5 次，拍背中保护婴儿颈部；②小心将婴儿翻转过来，使其仰卧于另一手的前臂上，前臂置于大腿上，仍维持头低位，实施 5 次胸部冲击，位置与胸外按压相同，每次 1 s。如能看到婴儿口中异物，可小心将其取出，不能看到异物，重复上述操作，直至异物排出。

6. 操作过程中，密切注意患者的意识、面色、瞳孔等变化，如患者由意识清楚转为昏迷或面色发绀、颈动脉消失、心跳呼吸停止，应停止排除异物，立即行心肺复苏术。

（三）操作后

健康指导与评估：①观察患者异物排出情况、有无并发症，并记录；②告知患者进食时的注意事项。

【注意事项】

1. 尽快识别气道梗阻是抢救成功的关键。

2. 此急救法不适用于呼吸道部分梗阻的患者，如气体交换良好，应鼓励其有效咳嗽并自主呼吸。如患者咳嗽乏力或呼吸道完全梗阻，则立刻使用此手法。

3. 实施此急救法要突然用力才有效，用力方向和位置一定要正确，否则有可能引起肝、脾损伤或肋骨骨折。在成功抢救患者后应检查有无并发症的发生。

4. 各种手法无效时应根据现场条件采用合适的方式先开放气道，现场可采用环甲膜穿刺或采用气管切开后再用小管（如吸管、笔帽等）插入呼吸道紧急解决通气障碍，并尽快送往医院。

5. 饱餐后的患者实施海姆立克法手法可能会出现胃内容物反流，应及时清理口腔，防止误吸。

二、球囊面罩通气术

【操作目的】

1. 各种原因所致的自主通气不足或呼吸骤停的急救。

2. 机械通气患者的转运。

3. 临时替代呼吸机进行人工通气，如呼吸机故障、停电等情况。

【禁忌证】

1. 中等以上活动性咯血。

2. 颌面部外伤或严重骨折。

3. 大量胸腔积液。

【物品准备】

呼吸气囊整套装置、中心给氧装置、纱布、弯盘。

【操作清单】

（一）操作前

评估：①患者病情、意识、呼吸；②环境安全；③用物准备：选择合适的面罩并检查其性能，球囊、面罩、储氧袋等连接正确，安全阀处于开启状态，接氧气，调节氧流量8～10 L/min。

（二）操作中

1. 松解患者衣领，去枕后仰，保持气道开放；取下义齿，清理口腔、鼻腔分泌物或呕吐物。

2. 操作者置于患者头顶侧，操作者左手以"EC"手法将面罩紧扣住患者的口鼻；双人操作时，则由一人用双手"EC"手法固定面罩。

3. 固定面罩的同时顺势抬高下颌，使下颌角与患者身体长轴成90°夹角，保持气道畅通。

4. 右手手臂与球囊保持水平位，并规律、均匀地挤压球囊送气；双人操作时由另一人挤压球囊，通气量400～600 mL/次（即2 L气囊挤压1/3，1 L气囊挤压1/2～2/3），频率10～12次/min。

（三）操作后

1. 正确处置及消毒面罩、气囊。

2. 健康指导与评估：①密切观察并记录患者病情变化；②告知患者及家属注意事项。

【注意事项】

1. 选择适宜通气量：挤压球囊时应根据气囊容量，患者病情、年龄、体重等决定，通气量以见到胸廓起伏即可。

2. 选择适当呼吸频率：美国心脏协会建议，如果成人患者有脉搏，每6 s给予1次通气（10次/min）；如果没有脉搏，使用30∶2的比例进行按压—通气；如果建立了高级呼吸道，医护人员可以每6 s进行1次人工呼吸（10次/min）。如婴儿和儿童患者有脉搏或已经建立高级气道，建议将辅助通气频率增至每2～3 s通气1次（20～30次/min）。如果患者尚有微弱呼吸，应注意挤压球囊的频次和患者呼吸的协调，尽量在患者吸气时挤压球囊。

3. 使用时间不宜过长：受人为因素的影响，如果长时间使用，易使通气量不足，必须及时行气管插管。

4. 监测病情变化：使用简易呼吸器辅助通气时，应密切观察患者通气效果、胸腹起伏、皮肤颜色、听诊呼吸音、生命体征和血氧饱和度等参数。

三、成人徒手心肺复苏术

【操作目的】

各种原因造成的心搏骤停。

【禁忌证】

1. 胸壁开放性损伤。

2. 肋骨骨折。

3. 胸廓畸形或心脏压塞。

4. 凡已明确心、肺、脑等重要器官功能衰竭无法逆转者，如晚期癌症等，可不必进行复苏术。

【物品准备】

简易呼吸器、除颤仪、手电筒、纱布、弯盘。

【操作清单】

(一)单人徒手心肺复苏术操作清单要点

1. 操作前

评估：环境安全。

2. 操作中

(1)判断患者意识：呼叫并轻拍患者双肩，确认患者意识丧失，呼救(请求支援)并记录抢救时间。

(2)判断呼吸：观察胸部是否有起伏。患者有无呼吸或仅是濒死叹息样呼吸被认为是心搏骤停的标志之一。

(3)摆放体位：硬板仰卧位，四肢无扭曲，双手放躯干两侧，保护颈椎、腰椎。暴露胸腹部，松开裤带。

(4)判断脉搏：用食指和中指指尖平齐并拢，从患者的气管正中部向旁滑移到气管和胸锁乳突肌之间的凹陷处，触摸颈动脉搏动。如无搏动，立即施行心肺复苏。

(5)胸外按压：①按压部位。胸骨中下 1/3 交界处(双乳头连线的胸骨中心)。②按压手法。一手掌根部放于按压部位，另一手平行重叠于此手背上，十指交扣离开胸壁，只以掌根部接触按压处；双臂位于患者胸骨正上方，双肘关节伸直，使肩、肘、腕在一条直线上，并与患者身体垂直，利用上身重量垂直下压；手掌根不离开患者胸部。③按压深度 5～6 cm。④按压频率 100～120 次/min。⑤每次按压应让胸廓充分回弹，以保证心脏得到充分的血液回流。

(6)开放气道：仰头抬颏法和托颌法。

（7）人工通气：将呼吸器连接氧气，氧流量 8 ～ 10 L/min，一手以 "EC" 法固定面罩，另一手挤压呼吸器，每次送气 400 ～ 600 mL，频率 8 ～ 10 次 /min；胸外按压：人工呼吸 = 30：2。

（8）操作 5 个循环后，判断复苏结果（动脉搏动、呼吸、面色、瞳孔及眼球反射等）。

（9）记录抢救结束时间。

3. 操作后

（1）复苏有效，操作完成后将患者头部偏向一侧，进入下一步的生命支持。

（2）观察患者生命体征、意识状态及尿量变化，及时报告医生。

（3）与医生协作将患者安全转入 ICU 继续治疗。

（二）双人心肺复苏术操作清单要点

1. 操作前

评估：环境安全。

2. 操作中

（1）判断患者意识：呼叫并轻拍患者双肩，确认患者意识丧失，立即呼救，请医务人员备除颤仪和急救车，并记录抢救时间。

（2）快速检查患者是否有呼吸或不能正常呼吸。

（3）摆放体位：硬板仰卧位，四肢无扭曲，双手放躯干两侧，保护颈椎、腰椎。解开紧身衣扣，暴露胸腹部，松开裤带。

（4）判断脉搏：用食指和中指指尖平齐并拢，从患者的气管正中部向旁滑移到气管和胸锁乳突肌之间的凹陷处，触摸颈动脉搏动。如无搏动，立即施行心肺复苏。

（5）A 负责循环：①按压部位。胸骨中下 1/3 交界处（双乳头连线的胸骨中心）。②按压手法。一手掌根部放于按压部位，另一手平行重叠于此手背上，十指交扣离开胸壁，只以掌根部接触按压处；双臂位于患者胸骨正上方，双肘关节伸直，使肩、肘、腕在一条直线上，并与患者身体垂直，利用上身重量垂直下压；手掌根不离开患者胸部。③按压深度 5 ～ 6 cm。④按压频率 100 ～ 120 次 /min。⑤每次按压应让胸廓充分回弹，以保证心脏得到充分的血液回流。⑥胸外按压：人工呼吸 =30：2（若按压者体力不足，应立即与 B 配合交换）。

（6）B 电除颤：除颤指征、除颤时限、除颤仪的操作（详见体外非同步电复律术）。

（7）B 负责呼吸：开放气道、球囊辅助呼吸 EC 手法、通气频率（将呼吸器连接氧气，氧流量 8 ～ 10 L/min，一手以 "EC" 法固定面罩，另一手挤压呼吸器，每次送气 400 ～ 600 mL，频率 8 ～ 10 次 /min）。

（8）操作 5 个循环后，判断复苏结果（动脉搏动、呼吸、面色、瞳孔及眼球反射等）。

（9）记录抢救结束时间。

3. 操作后

（1）复苏有效，操作完成后将患者头部偏向一侧，进入下一步的生命支持。

（2）观察患者生命体征、意识状态及尿量变化，及时报告医生。

（3）医生、护士 A、B 共同将患者安全转入 ICU 继续治疗。

【注意事项】

1. 判断反应、呼吸及心搏是否存在应在 10 s 内完成，不可因反复判断延误抢救时机。

2. 心肺复苏过程中，胸外按压与人工通气交替进行，一共做 5 个周期；每个周期胸外按压 30 次，球囊通气 2 次，按 30：2 的比例进行。

3. 做胸外按压时，两手掌根部重叠于胸骨中、下 1/3 交界处。要求：①按压时手指必须向上抬起，不能触及患者的胸壁；②按压过程中，双手肘关节必须伸直，利用身体重力垂直向下按压。

4. 胸外按压部位要准确，否则可引起再损伤、骨折、胃内容物反流等并发症。严禁按压胸骨角、剑突下及左右胸部。

5. 双人 CPR 时一人立即实施胸外心脏按压，另一人迅速启动急救系统，寻找 AED 并进行人工通气，同时应监测颈动脉搏动，评价按压效果；按压疲劳时可 2 min 互换，应在完成一组按压、通气的间隙进行，中断时间不超过 10 s。

6. 心肺复苏终止指标：①恢复自主呼吸和心跳；②确定患者死亡；③心肺复苏进行 30 min 以上，检查患者仍无呼吸、无反应、无脉搏、瞳孔无反射。

四、心肺复苏机使用技术

【操作目的】

1. 恢复患者的自主循环、自主呼吸和意识。

2. 抢救突然发生意外的患者。

【禁忌证】

胸部开放性损伤、胸骨骨折、胸廓畸形和心包填塞等。

【物品准备】

心肺复苏机及其相关附件，氧气。

【操作清单】

（一）操作前

评估：①环境安全；②心肺复苏机性能。

（二）操作中

1. 判断患者意识：呼叫并轻拍患者双肩，确认患者意识丧失，注意保护颈椎；立即呼救（请求支援），请医务人员备除颤仪和急救车，并记录抢救时间。

2. 快速检查患者是否有呼吸或不能正常呼吸。

3. 摆放体位：硬板仰卧位，四肢无扭曲，双手放躯干两侧，保护颈椎、腰椎。暴露胸腹部，松开裤带。

4. 判断脉搏：用食指和中指指尖平齐并拢，从患者的气管正中部向旁滑移到气管和胸锁乳突肌之间的凹陷处，触摸颈动脉搏动。如无搏动，立即施行心肺复苏。

5. 将复苏机固定带平铺于患者体下。

6. 将主机中心置于患者胸骨中下段 1/3 处，用固定带固定。

7. 连接氧源，打开开关，心肺复苏机开始工作。

8. 观察患者胸外按压是否有效，按压部位是否正确，心电监测生命体征情况是否改善。

9. 记录抢救结束时间。

（三）操作后

1. 复苏成功后或遵医嘱停复苏机治疗，将主机从患者胸前取下。

2. 记录复苏后效果。

【注意事项】

1. 心肺复苏机出现异常时应立即关闭主机电源开关。

2. 主机的电池充电要使用专用充电器连接 220 V 电源与主机充电接口，建议充电时间 6 h。电量不足时禁止使用。

3. 按压头需紧密地贴附在患者胸骨中下部 1/3 处。

五、环甲膜穿刺护理配合技术

【操作目的】

1. 急性上呼吸道完全或不完全阻塞，尤其是声门区阻塞，严重呼吸困难不能及时气管切开建立人工气道。

2. 牙关紧闭经鼻插管失败，为喉、气管内其他操作准备。

3. 气管内给药。

【禁忌证】

1. 有出血倾向患者。

2. 呼吸道梗阻在喉及环甲膜水平以下者。

【物品准备】

环甲膜穿刺针、氧气、氧气管路、棉签、0.5% 碘附。

【操作清单】

（一）操作前

评估：①患者意识、病情；②患者有无喉头水肿、确认咽部有异物阻塞；③清醒患者，向患者解释取得配合；④用物有效期、设备性能。

（二）操作中

1. 协助患者取平卧或斜坡卧位，头部保持正中位，尽可能使颈部后仰，无须局部浸润麻醉。

2. 定位：用左手食指在环状软骨与甲状软骨之间正中可触及一凹陷，即为环甲膜。

3. 消毒穿刺区皮肤。

4. 穿刺：操作者左手食指和拇指固定此处皮肤，右手持环甲膜穿刺针在环甲膜上方垂直刺下，通过皮肤、筋膜及环甲膜，有落空感时，挤压双侧胸部，自针头处有气体逸出或用空针抽吸易抽出气体，患者出现咳嗽，即穿刺成功，固定针头于垂直位。

5. 将金属手柄与穿刺针管连接，连接 T 形管，连续给氧或进行人工通气。

（三）操作后

健康指导与评估：①观察患者呼吸道梗阻、缺氧状况有无改善，并做好记录；②观察穿刺部位有无出血、穿刺固定情况。

【注意事项】

1. 环甲膜穿刺仅仅是呼吸复苏的一项急救措施，不能作为确定性处理。因此，在初期复苏成功、呼吸困难缓解、危急情况好转后，应改做气管切开或立即做消除病因的处理。

2. 进针不宜过深，避免损伤气管后壁黏膜。

3. 穿刺部位若有明显出血应及时止血，以免血液流入气管内。

4. 作为一项应急措施，穿刺针留置时间不宜超过 24 h。

5. 如遇血凝块或分泌物阻塞穿刺针，可用注射器注入空气，或用少许生理盐水冲洗，以保证通畅。

6. 紧急情况可就地取材，如锐器等，经环甲膜直接刺入喉腔，暂时缓解呼吸困难。

六、体外非同步电复律术

【操作目的】

用于治疗心室颤动、心室扑动、无脉性室速的患者。

【禁忌证】

1. 洋地黄中毒引起的心律失常。

2. 室上性心律失常伴高度或完全性房室传导阻滞，即使转为窦性心律也不能改善血流动力学状态。

3. 心房颤动有反复发作的倾向，不易耐受奎尼丁和／或胺碘酮者。

4. 心脏（尤其是左心房）明显增大者的心房颤动和／或心房扑动。

5. 阵发性心动过速反复频繁发作者（不宜多次反复电复律）。

6. 病窦综合征伴发的快 – 慢综合征。

7. 近期有动脉栓塞或经超声心动图检查发现心房内存在血栓而未接受抗凝治疗者。

8. 严重低血钾。

【物品准备】

除颤仪、导电糊或生理盐水纱布、简易呼吸器等。

【操作清单】

（一）操作前

评估：①确定心电情况，监测、分析患者心律；②仪器性能。

（二）操作中

1. 将患者去枕平卧于硬板床。松解衣扣，充分暴露除颤部位，查看皮肤，导联，有无起搏器（若有应避开起搏器 10 cm）及金属物质。

2. 积极心肺复苏的同时即刻进行非同步电复律。

3. 除颤仪开机，调至非同步双向波 200 J 或非同步单向波 360 J。

4. 以 "C" 字形涂抹导电糊，充电。

5. 观察患者心律，确认为室颤波。

6. 左手电极板（心底）位于患者胸骨右缘第二肋间，右手电极板（心尖）位于患者左腋前线第五肋间，电极板应与皮肤紧贴，稍加压，压力约 5 kg，保证导电良好。

7. 再次确认患者为室颤波，操作员与患者保持一定距离。清场，确认无人接触患者及床单位，断开氧源，双手拇指同时按下放电键电击除颤。

8. 持续 3 s，观察除颤仪的波形变化，监测患者心律是否转为窦性，并立即实施 5 个循环的心肺复苏。

9. 若转复成功，关闭电源。做好抢救记录。

（三）操作后

1. 电极板及除颤仪用 75% 乙醇擦拭消毒，除颤仪处于完好充电状态。

2. 健康指导与评估：①密切观察患者心律变化；②观察患者皮肤有无灼伤，并清洁患者皮肤。

【注意事项】

1. 除颤仪每天自检，确保处于备用状态。

2. 电复律前识别心电图类型，以正确选择电复律方式。

3. 放电前应确认其他人没有直接或间接与患者接触，以免触电。

4. 电击后应继续实施心肺复苏。

5. 导电糊涂抹均匀，两块电极板之间的距离＞ 10 cm；不可用耦合剂替代导电糊。

6. 电极板与患者皮肤密切接触，两电极板之间的皮肤应保持干燥，以免灼伤。

七、同步电复律护理配合技术

【操作目的】

1. 急性快速异位心律失常如 VT、室上性心动过速、阵发性心动过速、阵发性快速房颤和 / 或心房扑动。

2. 持续性房颤和 / 或心房扑动。

3. 凡异位快速心律失常药物治疗无效者。

【禁忌证】

1. 洋地黄中毒引起的心律失常。

2. 室上性心律失常伴高度或完全性房室传导阻滞，即使转为窦性心律也不能改善血流动力学状态。

3. 心房颤动有反复发作的倾向，不易耐受奎尼丁和 / 或胺碘酮者。

4. 心脏（尤其是左心房）明显增大者的心房颤动和 / 或心房扑动。

5. 阵发性心动过速反复频繁发作者（不宜多次反复电复律）。

6. 病窦综合征伴发的快 – 慢综合征。

7. 近期有动脉栓塞或经超声心动图检查发现心房内存在血栓而未接受抗凝治疗者。

8. 严重低血钾。

【物品准备】

有同步功能的除颤仪、心电监护仪与导线、吸氧设备、插管用物、心脏按压板、急救起搏设备、急救药物、镇静药或麻醉药、吸引设备、静脉输液用物。

【操作清单】

（一）操作前

评估：①复查心电图并利用心电图示波器检测电复律器的同步性；②患者的生命体征，与患者频率或节律改变的相关症状；③患者周围血管的搏动情况；④获取患者的血清电解质如血钾、镁、地高辛浓度和血气报告结果。

（二）操作中

1. 建立静脉通路，保持通路的畅通。

2. 协助患者去枕平卧，保持气道开放。电复律前应禁食 2 ～ 4 h，以免误吸。

3. 去除患者身上的金属物品，保证患者周围环境的干燥和患者胸部的干燥。

4. 打开监护仪和除颤仪，正确安置监护电极，选择合适的导联。

5. 遵医嘱使用镇静剂或镇痛剂。镇静达到患者睫毛反射开始消失的深度。

6. 将除颤仪调至"同步"模式，确保患者的每一个 QRS 都有定标点，使除颤仪在同步模式状态下放电。

7. 电极板上均匀涂抹导电糊，不使用含乙醇的纱布作为导电糊。

8. 将心尖的电极板放置于乳头与腋中线之间。将胸骨的电极板放置于右锁骨下胸骨右缘。电极板前—后放置的方法也经常被使用，放置的位置与心尖电极板的位置相对应。

9. 选择合适的能量：（双相波除颤仪）首选 50 J，然后可分别选 100 J、200 J。

10. 施加一定的力量将电极板紧密贴合于患者的胸部，确保无人与患者及床单位接触。

11. 再次确认"同步"模式状态，同时按下电极板上的两个按钮放电，确保放电后再放松电极板。

12. 观察监护仪上的节律，评估患者脉搏，脉搏可触及后再评估患者的生命体征和意识。

（三）操作后

1. 观察患者心律、记录电复律的时间。

2. 健康指导与评估：①向患者解释操作过程是对心脏较小电脉冲的刺激，让患者知晓电击的感觉；②观察患者复律后的皮肤有否发红及胸壁有无轻微的酸胀感；③告知患者如出现胸痛、气促、下肢肿胀、眩晕、虚弱乏力、视物或语言障碍等，必须及时告知医护人员。

【注意事项】

1. 安定、咪达唑仑、巴比妥钠、依托咪酯、氯胺酮类等都是有效的镇静剂，芬太尼、吗啡和杜冷丁是可选择的镇痛剂。

2. 电击时如其他人接触患者或床可能会导致皮肤烧伤或室颤。

3. 确保除颤仪在同步模式状态下能最佳地夺取患者"R"波，以减少对患者心肌的损害。

八、危重患者安全转运技术

【操作目的】

识别危重患者转运风险，在转运途中提供医疗技术保障。

【禁忌证】

1. 患者生命体征不稳定，病情危重。

2. 家属不同意转运或未签知情同意书。

3. 转运时间长，患者病情不允许等。

【物品准备】

转运监护仪、氧气瓶、转运呼吸机、微量泵、插管用物、穿刺用物、急救药品（肾上腺素、多巴胺、胺碘酮、咪达唑仑、利多卡因、阿托品、生理盐水等）。

【操作清单】

（一）操作前

1. 评估：①患者生命体征、意识状态、呼吸支持、循环支持、主要临床问题，确定患者的转运级别；②转运医护人员级别；③转运设备性能和转运物品有效期。

2. 与患者家属沟通，签署转运知情同意书。

3. 电话通知接收科室做好准备。

4. 根据患者病情分级做好人员准备及转运物品准备。

5. 监测并记录患者生命体征、意识等，检查管路引流情况、输液输血情况等。

（二）操作中

1. 使用检查腕带、反问式查对的方法核对患者身份信息。

2. 推平车至患者床旁，使用滑移垫协助患者过床；或直接推床转运，减少患者搬动。

3. 转运过程中，护士应始终在患者头侧，监测患者生命体征、意识、管路、输液输血等。

4. 转运途中发生病情变化，应立即现场急救，并通知应急团队支援。

（三）操作后

1. 与接收科室交接患者生命体征、意识、管路、皮肤、输液、输血、特殊治疗、阳性体征等情况。

2. 双方交接清楚后在转运交接单签名，做好记录。

【注意事项】

1. 转运分级准确：根据患者病情准确分级，根据分级准备好相关用物及人力资源调配（表13-1～表13-3）。

表13-1 转运分级标准

评估项目	Ⅰ级	Ⅱ级	Ⅲ级
生命体征	在生命支持条件下，生命体征不平稳	在生命支持条件下，生命体征相对稳定	无须生命支持条件下，生命体征尚平稳
意识状态（GCS评分）	昏迷，GCS评分≤8分	轻度昏迷，GCS评分9～11分	GCS评分≥12分
呼吸支持	人工气道，呼吸支持条件高，PEEP≥8 cmH₂O，FiO₂≥60%	人工气道，呼吸支持条件不高，PEEP<8 cmH₂O，FiO₂<60%	无人工气道，可自主咳痰

续表

评估项目	Ⅰ级	Ⅱ级	Ⅲ级
循环支持	泵入 2 种及以上血管活性药物	泵入 1 种及以上血管活性药物	无须血管活性药物
临床主要问题	急性心肌梗死、严重心律失常、严重呼吸困难、反复抽搐、致命创伤、主动脉夹层、主动脉瘤等	有以下症状和诊断：心电图怀疑心肌梗死、非 COPD 患者 SaO_2 < 90%、外科急腹症、剧烈头痛、严重骨折、持续高热等	慢性病症
预计转运时间	≥ 20 min	≥ 10 min 且 < 20 min	< 10 min

注：呼气末正压通气（positive end expiratory pressure，PEEP）；氧浓度分数（fraction of O_2，FiO_2）；慢性阻塞性肺病（chronic obstructive pulmonary diseases，COPD）。

表 13-2　转运人员配备标准

人员	转运分级		
	Ⅰ级	Ⅱ级	Ⅲ级
医生	急诊工作时间 ≥ 2 年；急诊住院医师培训 1 阶段第三年；掌握急救技能：胸外按压、气管插管、除颤、电复律	急诊工作时间 ≥ 2 年；急诊住院医师培训 1 阶段第二年；掌握基本急救技能	急诊工作时间 ≥ 1 年；急诊住院医师培训 1 阶段第一年；掌握基本急救技能
护士	N3 能级护士：取得急诊专科护士证书；熟练使用抢救仪器	N2 能级护士：熟练使用抢救仪器	N1 能级护士：基本使用抢救仪器

注：以上分级标准为推荐配备标准，各医院可根据自身实际情况按照推荐原则进行调整。

表 13-3　转运装备配备标准

装备	转运分级		
	Ⅰ级	Ⅱ级	Ⅲ级
仪器设备	仪器设备包括氧气 2 瓶，转运监护仪、转运呼吸机或 PEEP 简易呼吸器、口咽气道、微量泵 2 个、AED 除颤仪、便捷式吸痰器、插管用物、穿刺用物	氧气 1 瓶，转运监护仪、简易呼吸器、口咽气道、微量泵 1 个、AED 除颤仪（必要时）、穿刺用物	氧气 1 瓶，指夹式脉搏血氧仪、简易呼吸器（必要时）、穿刺用物
药品	肾上腺素、多巴胺、胺碘酮、咪达唑仑、利多卡因、阿托品、生理盐水	肾上腺素、咪达唑仑、生理盐水	生理盐水

注：以上分级标准为推荐配备标准，各医院可根据自身实际情况按照推荐原则进行调整。

2. 搬运过程中动作轻柔，避免加重患者病情，注意保护患者隐私及舒适。

3. 转运过程中保证患者的持续治疗不受影响。

4. 标准化分级转运流程见图 13-1。

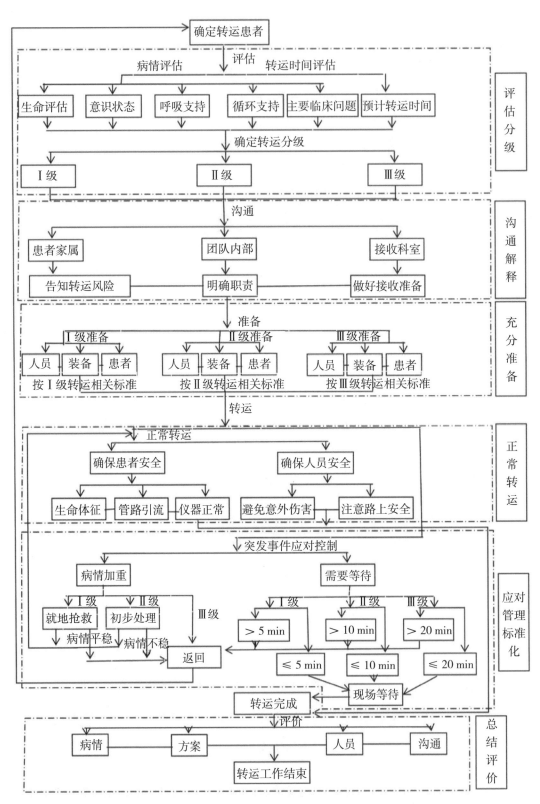

图13-1 标准化分极转运流程

九、洗胃操作技术

【操作目的】

1. 清除或中和胃内毒物或其他有害物质，以避免毒物吸收，服毒后 6 h 内洗胃效果最好。

2. 减轻水肿，洗胃可清除胃内的食物残渣、钡剂等潴留物，减轻潴留物对黏膜的刺激，减轻胃黏膜的水肿和炎症。

3. 为某些手术或检查做准备，如胃肠道手术前。

【禁忌证】

1. 吞服强腐蚀性毒物，如酸、强碱。

2. 正在抽搐、大量呕血患者。

3. 原有食管胃底静脉曲张或上消化道大出血病史者。

【物品准备】

1. 治疗碗 2 个：胃管、开口器、舌钳、牙垫、液状石蜡纱布、纱布数块、50 mL 注射器；

2. 标本盒、一次性治疗巾、一次性围裙、一次性袖套、无菌手套、手电筒、水温计、胶布、医嘱卡、弯盘；

3. 自动洗胃机、水桶 2 个（一个内装配好的洗胃溶液，另一个盛污物）。

【操作清单】

（一）操作前

评估：①患者生命体征、意识状态及合作程度，有无洗胃禁忌证；②患者服用毒物的名称、剂量及时间，询问是否有呕吐及入院前是否采取其他措施等；③患者有无义齿，口腔、鼻腔皮肤及黏膜有无损伤、炎症、胃部病史及心脏病史；④用物有效期、设备性能。

（二）操作中

1. 洗手，戴口罩。

2. 备齐用物，洗胃机接电源，打开洗胃机开关，检查机器性能；根据毒物性质配制相应的洗胃液，温度 35 ～ 38℃。

3. 使用检查腕带、反问式查对的方式核对患者身份信息。

4. 患者取左侧卧位，昏迷者去枕平卧位，头偏向一侧。

5. 将进水管放于洗胃溶液中，出水管放于污水桶内。

6. 持胃管前端向患者口腔或鼻腔缓缓插入（成人一般为 45 ～ 55 cm）。确定胃管在胃内，方法如下。①接注射器抽吸，有胃液被抽出；②用注射器从胃管内注入 10 mL 空气，然后置听诊器于上腹部，能听到气过水声；③将胃管末端放入盛水碗内，无气泡溢出。

7. 抽尽胃内容物，按医嘱留取毒物标本送检。

8. 连接洗胃机管路，调节参数，注入洗胃液，每一次进出量为 300～500 mL，反复冲洗直至洗出液澄清无味为止。

9. 密切观察患者病情、生命体征变化及洗胃情况（出入量的平衡、腹部有无膨隆、洗出液的颜色、气味）。

10. 洗毕分离胃管，按压胃底部排除胃内残留液，根据医嘱注射药液，再反折末端，用纱布包裹拔出。

11. 清洁患者口鼻、面部，撤去治疗巾，脱手套。

（三）操作后

健康指导与评估：①可进食患者尽早给予高蛋白、高碳水化合物、高维生素的无渣饮食，腐蚀性毒物中毒者应早期给予乳类等流质饮食；②吞服腐蚀性毒物者应注意口腔护理，密切观察口腔黏膜的变化；③昏迷者保持呼吸道通畅，高热患者给予降温，尿潴留患者给予导尿，惊厥患者避免受伤；④对服毒自杀患者做好心理护理。

【注意事项】

1. 呼吸心脏骤停者，应先复苏后洗胃。

2. 洗胃前应检查生命体征，如有呼吸道分泌物增多或缺氧，应先吸痰，再插胃管洗胃。

3. 尽早开放静脉通道，遵医嘱给药。

4. 患者中毒物质不明时，及时抽取胃内容物送检，应用温开水或者生理盐水洗胃，待毒物性质明确后，再使用拮抗药。

5. 洗胃时，注意观察灌入液与排出液是否相等，排出液的颜色、气味、性质，一旦出现血性液体或患者感腹痛、血压下降，立即停止洗胃，通知医生处理。

6. 幽门梗阻患者，洗胃宜在饭后 4～6 h 或空腹时进行，并记录胃内潴留量，以了解梗阻情况，供补液参考。

7. 洗胃完毕，胃管宜保留一段时间，以利再次洗胃，尤其是有机磷中毒者，胃管应保留 24 h 以上，便于反复洗胃。

8. 及时准确记录灌注液名称、液量，洗出液量及其颜色、气味等洗胃过程。

参考文献

［1］ 国内急诊 / 重症相关专家小组 . 急诊氧气治疗专家共识 [J]. 中华急诊医学
杂志 .2018,27(4):35–360.

［2］ 上海市医学会呼吸病学专科分会肺功能学组 . 成人慢性肺部疾病家庭氧
疗上海专家共识 [J]. 上海医学 .2021,44(11):789–794.

［3］ 中国医生协会急诊医生分会 . 无创正压通气急诊临床实践专家共识 [J]. 临
床急诊杂志 .2019,20(1):1–12.

［4］ 周丽华 , 陈伟全 . 不良事件监测在呼吸机临床使用安全管理中的作用 [J].
医疗卫生装备 ,2017,38(10):154–155.

［5］ 中华医学会重症医学分会重症呼吸学组 . 急性呼吸窘迫综合征患者俯卧
位通气治疗规范化流程 [J]. 中华内科杂志 ,2020,59(10):781–787.

［6］ 中国医师协会急诊医生分会 . 急诊成人经鼻高流量氧疗临床应用专家共
识 [J]. 中国急救医学 ,2021,41(9):739–749.

［7］ 张树军 , 翁欣 . 经鼻高流量氧疗在胸部创伤患者中的应用进展 [J]. 现代临
床医学 ,2024,50(01):77–80.

［8］ 方全凤 , 刘贤琼 , 刘萍 , 等 . 改良经口气管插管固定方法的应用 [J]. 当代
护士 (中旬刊),2020,27(09):131–132.

［9］ 朱宁 .ICU 危重患者清醒气管插管的护理配合体会 [J]. 中国医药指
南 ,2020,18(01): 217–218.

［10］ 朱晓霞 .ICU 危重症患者经皮扩张气管切开术的临床护理措施 [J]. 实用临
床护理学电子杂志 ,2020,5(16):158–160.

［11］ 李晓云 . 急危重症患者人工气道管理护理方法——评《急危重症患者预
见性护理》[J]. 中国医学装备 ,2020,17(05):230–232.

［12］ 赵敏 , 李琦 , 黄晓琼 , 等 . 口腔护理对经口气管插管患者呼吸道病原体与
口腔生物膜之间影响的研究进展 [J]. 中国医药指南 ,2023,21(26):53–55.

［13］ 施毅 . 中国成人医院获得性肺炎与呼吸机相关性肺炎诊断和治疗指南

(2018 年版)[J]. 中华结核和呼吸杂志 ,2018,41(04):255-280.

［14］ 樊华 , 宋瑰琦 , 陈霞 , 等 . 两种气流冲击法对清除气管插管气囊上滞留物的效果研究 [J]. 中华护理杂志 ,2018,53(05):553-557.

［15］ 严玉娇 , 丁娟 , 刘晁含 , 等 . 成人危重症患者气道管理的最佳证据总结 [J]. 护理学报 , 2021.28(3):39-45.

［16］ 吴海红 , 张维维 . 低水平 PSV 和 T-piece 自主呼吸试验在预撤机 COPD 患者中的应用价值 [J]. 临床肺科杂志 ,2020(12):1808-1812.

［17］ 李珊珊 . 振动排痰仪联合精细化护理在重症肺部感染患者中的应用效果 [J]. 医疗装备 ,2022,35(22):143-145.

［18］ 黄梅英 , 陈欣 , 林兰 . 基于循证依据的护理结合振动排痰仪在慢性阻塞性肺疾病合并呼吸衰竭患者中的应用效果 [J]. 医疗装备 ,2022,35(04):117-119.

［19］ 中国病理生理危重病学会呼吸治疗学组 . 重症患者气道廓清技术专家共识 [J]. 中华重症医学电子杂志 ,2020,6(3):272-282.

［20］ 许海雁 , 谢家湘 . 冠状动脉旁路移植患者主动脉球囊反搏的护理 [J]. 护理学杂志 ,2018,33(08):24-26.

［21］ 王薇 . 主动脉内球囊反搏术治疗高危冠状动脉疾病的监测及护理要点分析 [J]. 中国医药指南 ,2017,15(5):258-259.

［22］ 邵小平 , 等 . 实用急危重症护理技术规范 [M]. 上海 : 上海科学技术出版社 ,2020.

［23］ 解建 , 邓新桃 , 赵建祥 , 等 .166 例临时起搏器植入术后并发症的分析 [J]. 中西医结合心血管病电子杂志 ,2018,6(06):89-90.

［24］ 中华医学会急诊医学分会 . 中国床旁临时心脏起搏器急诊专家共识 (2023)[J]. 中华危重病急救医学 ,2023,35(7):678-683.

［25］ 张奕 , 陈香萍 , 邵桑 , 等 . 床旁心电监护仪报警管理的最佳证据总结 [J]. 中华护理杂志 ,2021,56(03):445-451.

［26］ 王晓东 , 吴亚利 , 顾宏清 , 等 . 监护仪在血氧、血压、心电方面监护故障因素及维修及对策 [J]. 中国医疗器械信息 ,2022,28(05):174-176.

［27］ 郑芝芬 , 陈娟红 , 刘华龙 , 等 . 规范化心电监护报警参数设置及效果评价 [J]. 医院管理论坛 ,2020,37(05):17-19.

［28］ 张奕 , 陈香萍 , 邵桑 , 等 . 床旁心电监护仪报警管理的最佳证据总结 [J]. 中华护理杂志 ,2021,56(03):445-451.

［29］ 任真 . 心电监护仪在临床应用过程中常出现的故障以及产生的原因分析 [J]. 中国医疗器械信息 ,2022,28(10):177-179.

［30］ 赵明曦 , 李奇 , 罗红波 , 等 . 中心静脉压测量的最佳证据总结 [J]. 中华护理杂

志 ,2021,56(10):1552-1560.

［31］胡莹莹 , 李晨 , 李艳玲 , 等 . 中心静脉压急诊临床应用中国专家共识 (2020)[J]. 临床急诊杂志 ,2020,21(06):421-428.

［32］张新超 , 魏捷 , 于学忠 , 等 . 中心静脉压急诊临床应用中国专家共识 (2020)[J]. 中国急救医学 ,2020,40(05):369-376.

［33］秦寒枝 , 谢少清 . 中心静脉压监测方法的研究现状 [J]. 护理学杂志 ,2012,27(05):94-96.

［34］刘大为 . 重症医学 [M]. 北京 : 人民卫生出版社 ,2017.

［35］余元骏 , 赵荻 , 周利茗 , 等 . 一种多通道荧光免疫分析仪的设计 [J]. 中国药业 ,2021,30(12):44-47.

［36］潘练华 , 王路海 , 吴杨林 , 等 .Getein1600 荧光免疫定量分析仪及 N- 端脑利钠肽前体检测试剂盒性能分析 [J]. 国际检验医学杂志 ,2017,38(04):537-540.

［37］郭继鸿 , 王思让 , 谭学瑞 , 等 . 常规心电图检查操作指南 (简版)[J]. 实用心电学杂志 ,2019,28(01):1-6.

［38］康静 , 席元晨 , 李晓晶 . 重症护理双注射泵更换去甲肾上腺素技术要点 [J]. 世界临床药物 ,2022,43(06):812.

［39］刘丹 , 金明月 . 重症医学科镇静镇痛标准化护理方案的实施效果 [J]. 中国标准化 ,2022(20):267-269.

［40］蒋良艳 , 汤展宏 .ICU 镇痛镇静药物的合理使用 [J/OL]. 中华重症医学电子杂志 ,2017,3(4):262-265.

［41］郭慧琦 , 沈蕴之 , 蒋红 , 等 . 基于最佳证据的危重症患者 ICU 谵妄三级护理管理 [J]. 护理学杂志 ,2018,33(18):25-28.

［42］崔念奇 , 郑琼 , 张玉萍 , 等 .ICU 谵妄评估工具诊断准确性系统评价再评价 [J]. 护理学杂志 ,2022(015):037.

［43］汤铂 , 王小亭 , 陈文劲 , 等 . 重症患者谵妄管理专家共识 [J]. 中华内科杂志 ,2019,58(2):108-118.

［44］刘胜 . 镇静镇痛集束化管理在 ICU 患者护理中的有效性研究 [J]. 名医 ,2021,(04):177-178.

［45］郑长伟 , 陈玲 , 孙宇 , 等 . 脑电相关监测技术指导重症患者机械通气的应用进展 [J]. 中国现代医生 ,2022,60(11):189-192.

［46］高静 , 许冬梅 , 蔡壮 , 等 . 基于计划行为理论的精神科医学保护性约束解除评估表的构建 [J]. 护理学杂志 ,2022,(20):19-22.

［47］罗翠 , 刘美华 , 刘世华 , 等 . 国内急危重症患者早期活动的文献计量分析 [J]. 护士进修杂志 ,2022(010):037.

［48］ 张海娇,孙卫格,吕晨旭,等.老年人下肢肌力评估方法及运动干预研究进展 [J]. 护理管理杂志 ,2022,22(10):5.

［49］ 王惟,段雨超,周航旭.颅内压监护仪的工作原理及常见故障维修 [J]. 中国医学装备 ,2022,19(02):205-207.

［50］ 千方妹,郭叶卿.颅内压监测仪指导临床护理在重型颅脑损伤患者中的应用效果 [J]. 医疗装备 ,2021,34(20):129-130.

［51］ 肖永芳,张蕾.颅内压监测仪用于颅内压增高患者治疗中的效果观察及其护理体会 [J]. 当代医学 ,2020,26(18):77-79.

［52］ 张宁,赵贝贝,张川,等.持续性颅内压监测在颅脑外伤治疗的效果探讨 [J]. 中国继续医学教育 ,2020,(08):121-123.